主　编

张　伟　潘　浩　许天明　孙璟川

副主编

朱承跃　王　栋

Surgical Atlas of Unilateral Biportal Endoscopy Technique

单侧双通道脊柱内镜手术
操作图解

上海科学技术出版社

图书在版编目（CIP）数据

单侧双通道脊柱内镜手术操作图解 / 张伟等主编
. -- 上海：上海科学技术出版社，2023.4（2025.1重印）
ISBN 978-7-5478-6063-2

Ⅰ．①单… Ⅱ．①张… Ⅲ．①内窥镜－应用－脊柱病
－外科手术－图解 Ⅳ．①R681.5-64

中国国家版本馆CIP数据核字（2023）第017269号

单侧双通道脊柱内镜手术操作图解
主　编　张　伟　潘　浩　许天明　孙璟川
副主编　朱承跃　王　栋

上海世纪出版（集团）有限公司
上海科学技术出版社　　出版、发行
（上海市闵行区号景路159弄A座9F-10F）
邮政编码 201101　www.sstp.cn
上海雅昌艺术印刷有限公司印刷
开本 889×1194　1/16　印张 10.75
字数：260千字
2023年4月第1版　2025年1月第2次印刷
ISBN 978-7-5478-6063-2/R·2699
定价：128.00元

内容提要

单侧双通道脊柱内镜（unilateral biportal endoscopy，UBE）技术经过近几年的快速发展，已趋成熟，已被国内外专家广泛接受，被认为是脊柱外科下一代的微创技术。

本书主要介绍 UBE 技术的发展历史、适应证、禁忌证、体位与麻醉、入路、手术步骤、操作要点与注意事项，以及并发症的处理和预防等。手术步骤通过手术照片清晰呈现，配以大量手绘示意图，便于读者理解。操作要点和难点的总结对读者的学习和实操具有很强的指导意义。本书适合脊柱外科医生，尤其是对 UBE 技术感兴趣的医生阅读和参考。

编者名单

主　编　张　伟　杭州市中医院

潘　浩　杭州市中医院

许天明　中国人民解放军海军第九〇五医院

孙璟川　海军军医大学第二附属医院（上海长征医院）

副主编　朱承跃　杭州市中医院

王　栋　杭州市中医院

审　校　周　跃　陆军军医大学第二附属医院（新桥医院）

编　委　（按姓氏笔画排序）

丁小萍　海军军医大学第二附属医院（上海长征医院）

万政佐　杭州市中医院

王　元　海军军医大学第二附属医院（上海长征医院）

王　玲　杭州市中医院

王伟恒　海军军医大学第二附属医院（上海长征医院）

王海波　中国人民解放军联勤保障部队第九〇三医院

王翠娟　杭州市中医院

毛　燕　杭州市中医院

石长贵　海军军医大学第二附属医院（上海长征医院）

卢春闻　中国人民解放军海军第九〇五医院

朱　杭　杭州市中医院

庄晓珊　杭州市中医院

刘庆生　杭州市中医院

刘胜强　杭州市中医院

许锦超　杭州市中医院

孙凯强　中国人民解放军海军特色医学中心

孙素素　杭州市中医院

孙晓飞　海军军医大学第二附属医院（上海长征医院）

杜诗尧　中国人民解放军海军第九〇五医院

杜晶晶　杭州市中医院

李亚楠　杭州市中医院

杨小蕾　海军军医大学第二附属医院（上海长征医院）

杨勤勤　杭州市中医院

余建明　杭州市第三人民医院

沈俊枫　杭州市中医院

宋哲明　中国人民解放军海军第九〇五医院

张　斌　海军军医大学第二附属医院（上海长征医院）

陆　叶　海军军医大学第二附属医院（上海长征医院）

陈　珊　杭州市中医院

陈亦鹏　杭州市中医院

周　蓉　杭州市中医院

郁　乐　海军军医大学第二附属医院（上海长征医院）

郑　冰　海军军医大学第二附属医院（上海长征医院）

夏　虹　浙江省中医院

徐　涛　中国人民解放军联勤保障部队第九〇六医院

徐锡明　海军军医大学第二附属医院（上海长征医院）

凌仕勇　上海市静安区闸北中心医院

高文硕　杭州市中医院

黄　凯　上海市静安区闸北中心医院

戚维辉　杭州市中医院

龚国丽　杭州市中医院

阎　琛　海军军医大学第二附属医院（上海长征医院）

宿　玉　海军军医大学第二附属医院（上海长征医院）

葛国芬　杭州市中医院

蒋其玲　浙江中医药大学

程　伟　杭州市中医院

鲍剑航　杭州市中医院

阙　彬　杭州市中医院

前 言

众所周知，单侧双通道脊柱内镜（unilateral biportal endoscopy，UBE）技术并不是一项新型的脊柱内镜技术，但是为什么它受到越来越多的脊柱微创医生的关注呢？这可能有以下原因：一是脊柱微创外科医生需要一种高效的内镜手术技术，以在短时间内解决大多数脊柱退行性病变，而 UBE 技术给大尺寸的器械提供了一个操作通道，使得脊柱微创外科医生的这一愿望得以实现；二是随着老龄化社会的到来，脊柱微创外科医生正面临着复杂病例的微创化治疗挑战，被称为"水环境下的显微镜手术"的 UBE 技术可以提供一个放大的、高清的手术视野。

微创的精髓在于能保护脊柱后方起稳定作用的肌肉和关节突关节，而不在于切口的多少或长短。虽然双通道技术比传统的椎间盘镜和椎间孔镜技术多了一个通道，但是其保护肌肉和关节突关节的理念与上述两种技术是一致的。在 2018 年该技术引入中国前，韩国脊柱微创外科团队对该技术的推广做出了不可磨灭的贡献。以目前 UBE 在国内的火热程度和推广速度可以预见，中国的脊柱微创外科团队也是一股非常强大的力量，相信更多的中国学者将在该领域做出更多的贡献。

本书为读者全面介绍使用该技术治疗颈椎、胸椎、腰椎疾病的先进理念、手术入路和技术细节，为广大的脊柱微创外科医生提供 UBE 最基础的理论和更高级的技术。内容包括 UBE 的基础理论、历史演进、镜下解剖、器械和麻醉，以及在颈椎、胸椎和腰椎各种疾病中的应用及其并发症的处理和预防。书中附有大量医学手绘示意图，便于读者更加直观地学习各种 UBE 技术。

我们希望这部新的 UBE 专著能够使读者全方位了解该技术，真正掌握并开展此类技术，以微创手术的方式为更多的患者消除病痛。

考虑到编者水平所限，疏漏之处在所难免，恳请各位读者批评指正。

张 伟 潘 浩

2022 年 8 月 22 日于杭州

目　录

第一章
UBE 概述

———————————— 1 ————————————

一、双通道脊柱内镜发展简史 2

二、UBE 的基本理论 8

第二章
UBE 相关脊柱解剖

———————————— 13 ————————————

一、颈椎的解剖 14

二、胸椎的解剖 18

三、腰椎的解剖 21

第三章
UBE 相关器械

———————————— 27 ————————————

一、UBE 主要器械 28

二、UBE 专门器械 33

三、UBE 传统开放器械 38

第四章
UBE 麻醉

41

一、麻醉评估 42

二、麻醉管理 47

三、快速康复的麻醉管理要点 55

第五章
UBE 相关技术

59

一、UBE 腰椎单侧椎板切开双侧椎管减压术 60

二、UBE 腰椎间盘摘除术 67

三、UBE 椎旁入路技术 77

四、UBE 对侧入路技术 84

五、ULIF 技术 92

六、ExTLIF 技术 105

七、UBE 辅助第三切口 110

八、颈椎 keyhole 技术 121

九、UBE 颈椎单侧椎板切开双侧椎管减压术 127

十、UBE 胸椎单侧椎板切开双侧椎管减压术 131

十一、UBE 胸椎间盘摘除术 137

十二、UBE 腰椎纤维环缝合技术 141

第六章
并发症及其应对措施

147

一、硬脊膜撕裂及修复 148

二、硬膜外血肿 152

三、神经损伤 154

四、其他并发症 156

第一章

UBE 概述

一、双通道脊柱内镜发展简史

脊柱内镜手术是近 30 年来微创脊柱外科的研究热点，以水为介质的脊柱内镜技术（经皮脊柱内镜或全脊柱内镜手术）在与以空气为介质的显微内镜（microendoscopy）技术的竞争中有逐渐胜出的态势。全脊柱内镜手术是德国 Rutten 教授提出的概念，它是包括了照明系统、摄像系统、持续的水流灌注和硬质管道的脊柱内镜系统，而通常所说的脊柱内镜则是美国的 Anthony Yeung 教授发明的同轴脊柱内镜。所以，目前最常做的经皮脊柱内镜腰椎间盘切除手术（percutaneous endoscopic lumbar discectomy，PELD）采用的是单孔、单通道、同轴脊柱内镜技术。

其他学科的内镜手术（如腹部外科、妇产科的腹腔镜技术，胸外科的胸腔镜技术）都是从三孔、双孔逐渐发展到单孔技术，而脊柱内镜技术似乎特别"早熟"，很多医生一接触到脊柱内镜，学习的就是单孔技术。然而，回顾一下脊柱内镜的发展历史，会发现 Kambin 等先驱早期曾尝试过双通道的技术。但随着 Yeung 的杨氏技术、Hoogland 的 THESSYS（Thomas Hoogland endoscopic spine system）技术的发展和成功，双通道技术被逐渐"遗忘"。

近年来，双通道脊柱内镜手术（biportal endoscopic spinal surgery，BESS）又有逐渐复兴的态势，尤其是韩国的学者在该领域做出了巨大的贡献，将单侧双通道脊柱内镜（unilateral biportal endoscopy，UBE）技术发展到既可以做椎板间入路，也可以做椎间孔入路，涵盖了颈椎、胸椎、腰椎疾病，并创立了专门的 UBE 学会，推动了该技术在世界范围内的发展。

早期发展史

萌芽期

早在 20 世纪 80 年代初期，Kambin 便开始尝试使用关节镜进行腰椎间盘切除手术，而后该技术逐渐被应用于诊断和治疗感染性椎间盘炎、腰椎管狭窄以及其他腰椎和胸椎退行性疾病，甚至早期就有医生利用该技术成功完成腰椎的椎间融合手术。彼时，术者通常在一个通道中同时放入关节镜（或软镜）及手术器械进行操作，而在处理当时的脊柱内镜技术难以处理的巨大的、包容性的中央型或中央旁型突出椎间盘或游离型突出椎间盘时，则需要于棘突的另一侧再放置一个工作通道进行器械操作，这也成为了当下 BESS 技术的前身。

同时期还有 Schreiber 等在 1986 年报道了使用双通道关节镜进行髓核摘除术。这一时期，不管是单通道脊柱内镜还是双通道脊柱内镜，都处于技术发展的早期阶段。双通道多为双侧双通道（即分别在棘突两侧建立工作通道和观察通道），用于处理包容型或中央型突出等需要"持续可视化"的情况，而单通道则用于处理椎间孔区及椎间孔外椎间盘手术以及只需要"间断可视化"的情况。

既生"瑜"，何生"亮"

1996 年，De Antoni 等对双通道关节镜下椎间盘切除术进行了改良，他采用关节镜系统和器械进行脊柱后路单侧双通道脊柱内镜手术，并将其称为"经椎板腰椎硬膜外内镜技术"（translaminar lumbar epidural endoscopy）。手术时，患者取侧卧位，患侧向上，而两个通道放置于患侧同侧，以使镜下视野更为宽阔，操作更加灵活。在这种改良的单侧的双通道技术中，术者的一手可以持住关节镜作为观察通道，另一只手可以手持器械进行操作，单人可以完成手术。此后 De Antoni 等报道采用该技术治疗腰椎间盘突出症的临床优良率可以达到 92.1%，同时还尝试将此技术应用于中央型巨大椎间盘突出的治疗以及侧隐窝狭窄的治疗。在这一时期，还有 SG Osman 也对双通道脊柱内镜做出了巨大的贡献，他在 1997 年发布的经髂骨入路处理 L5~S1 节段的解剖研究中报道了单侧双通道内镜技术。随后，Osman 在 1995—1998 年纳入患者，使用单侧双通道内镜进行胸椎间盘切除术以及胸椎融合（取自体髂骨），并取得了令人满意的效果，但直到 2012 年才发表这方面的临床研究结果。Osman 很早就敏锐地意识到，单侧双通道内镜技术中操作器械可以独立于镜头并可以使用更大的手术器械（如环钻、刮勺、磨钻、刨刀等），认为这些优点是双通道脊柱内镜技术相较于单通道脊柱内镜技术的一种创新。

但双通道改良技术出现后时运不佳，1997 年 Yeung 学习 Kambin 技术后获得启示，研发出了同轴脊柱内镜操作系统（Yeung endoscopic spine system，YESS）这一里程碑式的发明，以及后续 Hoogland 提出了 THESSYS 技术，都大大促进了单通道技术的发展，对双通道脊柱内镜手术造成了冲击，使后者逐渐淡出学术界的主流视野，只有少数医生还在坚持这一技术。

再度兴起

在单通道脊柱内镜成绩斐然而双通道脊柱内镜相对沉寂的时候，仍有一部分学者追随着 De Antoni 和 SG Osman 的理念和方法，继续探索双通道脊柱内镜技术的发展。2001 年，巴林 Awali 医院的医生 Abdul Gaffar 在美国骨科医师学会年会（American Academy of Orthopaedic Surgeons，AAOS）报道了 UBE 技术，来自韩国的神经外科医生 Jin Hua Eum 对该技术产生了浓厚的兴趣，并师从 Gaffar 医生，将该技术带到了韩国。2003 年，Eum 在第四届韩日脊柱外科双年会议（The 4th Biannial Meeting of Korea-Japan Conference on Spine Surgery）上报道了 UBE 技术。

同一时期，还有埃及的 Soliman 医生将 UBE 技术进行改良，提出了"灌洗内镜下椎间盘切除术"（irrigation endoscopic discectomy，IED），在 43 例腰椎间盘突出症患者的治疗中取得了满意效果，并在之后报道了该技术应用于腰椎管狭窄中的临床疗效。Soliman 还率先尝试了双通道内镜下腰椎峡部裂修补术，并取得了良好的临床效果。

在最近的十余年中，在韩国医生的推动下，双通道脊柱内镜技术进入了快速进展期，韩国的 Sang Kyu Son 团队自 2003 年以来已经完成 4 000 多例 UBE 手术，积累了大量的临床经验。他们大多数采取的是单侧入路的双通道技术（UBE），并做出了许多技术改良，包括：①将患者体位由侧卧位改为俯卧位；②开始使用射频消融刀头（等离子刀头），提高了处理软组织工作效率；③扩大手术适应证，除了椎间盘突出之外，增加了椎管狭窄、椎间孔狭窄、极外侧椎间盘突出，除了减压，还发展出融合技术，手术治疗范围涵盖了腰椎、颈椎和胸椎的各种退变性疾病；④设计出专门的手术器械，并推动了技术的规范化。为了进一步推广双通道脊柱内镜技术，Son 等成立了国际 UBE 协会（International Society of Unilateral Biportal Endoscopy，ISUBE）。

在文献方面，Eum 和 Son 在 2013 年国际脊柱微创学会（International Society for Minimally Intervention in Spinal Surgery，ISMISS）上首次报道了使用 UBE 进行腰椎管减压的研究。2016 年 3 月，韩国骨科医生 Choi CM 和 Choi DJ 报道了单侧双通道内镜技术治疗腰椎管狭窄症，并将此技术命名为 BESS（biportal endoscopic spinal surgery）。此后一个月，韩国神经外科医生 Eum、Heo 和 Son 也共同发表了他们的 UBE 技术的临床研究结果。2018 年，Ahn JS 等首先在文献中报道了 UBE 的极外侧入路（extraforaminal approach），用以处理椎间孔狭窄或极外侧椎间盘突出。Park JH 在 2017 年首先报道了使用 UBE 进行颈椎间孔成形和椎间盘摘除。2017 年，Heo 等首次报道了使用 UBE 进行腰椎融合术。

就命名而言，韩国神经外科医生团体创立的组织主要使用 UBE（PBED）的名称，而韩国骨科脊柱外科医生团体创立的组织主要使用 BESS（BASS）的名称，双方在技术上大体相同，只是有一些细节的差异。

手术入路及方法

双通道脊柱内镜类似于膝关节镜或胸腔镜手术，即使用两个通道进行操作：一个通道放置内镜并同时具备冲洗功能，另一个通道用于手术器械操作。手术可大致分为经椎板间入路和经椎间孔入路，而后根据不同疾病采取相应操作。基本的手术器械包括 Kerrison 咬钳、0° 或 30° 关节镜、低温等离子刀头、双极射频、磨钻、神经剥离子、骨凿等，BESS 下常规的手术器械可经由工作通道多角度自由操作。

双通道技术的关键是选择好两个通道的位置，最常用的腰椎椎板间入路就是利用多裂肌与棘突间的潜在间隙形成三角式的对流关系以保持良好灌注冲洗，来获得清晰的术野。

椎板间入路

手术通常在全身麻醉或硬膜外麻醉下进行。患者取俯卧位。透视下确定责任节段上位椎体，取患侧的椎板下缘与同侧棘突外侧 1 cm 的交点为穿刺靶点，于其正上方取 8~10 mm 切口，在透视引导下沿导丝由切口经肌间隙逐级扩张放置工作通道。再于切口头侧约 2~3 cm 处做 1 cm 长纵行切口，放置 0° 或 30° 关节镜。也有医生选择责任节段椎间隙的上下缘、中线旁开 1 cm 处分别放置通道，或尽量靠近棘突放置通道。放置通道过程应沿竖脊肌及多裂肌的肌肉间隙探及椎板，将多裂肌自椎板钝性分离，在多裂肌与棘突间可获得一个空腔以创造出镜下工作空间，这样可以减少扩张牵拉引起的肌肉损伤。放置通道完毕，通过灌洗系统将生理盐水经内镜通道流入术区。通过内镜以及手术器械交叉定位后，用低温等离子刀头在全内镜下显露椎板间隙黄韧带组织，由中央向外侧切开黄韧带，显露椎管内硬膜囊、神经根等组织。一般情况下，近端通道用于放置关节镜，远端通道用于操作，而术中可根据操作需要和术者的左右利手不同进行相互交换。治疗椎间盘突出时，根据脱出物与神经根的关系，选择肩上入路或腋部入路摘除突出椎间盘组织，操作与常用的单孔经皮脊柱内镜相似，需要注意的是在椎管内操作时，需要选择与椎管外操作不同的刀头，并选择不同的功率，以避免对神经组织造成损伤。

在治疗椎管狭窄时，用磨钻或 Kerrison 咬钳去除部分椎板，同时切除同侧黄韧带直到神经根外缘充分显露；对于双侧椎管狭窄，可以从一侧椎板间隙入路，用磨钻、Kerrison 咬钳切除棘突根部，切除对侧肥厚黄韧带及增生的关节突关节内侧部分行单侧入路双侧椎管减压（ULBD），范围应达对侧走行根外侧并使其充分显露。术中可通过神经根或硬膜囊搏动，以及钝头神经剥离子探查，以判断减压效果。

椎间孔入路

患者体位及麻醉方法与椎板间入路相同。在

椎间孔入路中，两个工作通道分别放置于目标椎间隙中点上下各1cm高度处，距手术节段患侧上位椎弓根下缘向外2cm。自上位椎体横突向内剥离椎旁肌肉至关节突关节，显露椎间孔区域。该手术入路主要用于椎间孔狭窄、椎间孔区或极外侧椎间盘突出的治疗。

内镜下融合

目前文献中报道的单侧双通道脊柱内镜椎间融合（unilateral biportal endoscopic lumbar interbody fusion，ULIF）多采取TLIF术式，故也被称作UBE-TLIF（unilateral biportal endoscopic transforaminal lumbar interbody fusion），也有部分作者采用后路腰椎椎间融合术（posterior lumbar interbody fusion，PLIF）。UBE-TLIF手术时，首先于全内镜下经椎板间隙入路行单侧或双侧椎管减压，切除一侧关节突关节，可保留上关节突外侧骨壁以保护出口神经根免于损伤，收集切除骨质用于后续自体骨植骨。找到走行神经根以及出行神经根之间的间隙，由中央向外侧切开黄韧带，显露椎管内硬膜囊、神经根等组织。用髓核钳、刮匙及骨刀等器械摘除椎间盘髓核并剥脱软骨终板组织，关节镜可伸入椎间隙探查，确保软骨终板刮除充分，暴露骨性终板。经远端通道放置植骨用的特殊通道，行椎间植骨；使用特殊设计的拉钩充分暴露切口并保护神经根，在内经内镜直视及透视辅助下将融合器试模置入椎间隙，确定融合器大小，而后于远端通道切口垂直打入椎间融合器。放置内固定物方法与MIS-TLIF（微创TLIF）类似，采用经皮椎弓根螺钉系统，在X线透视引导下置入螺钉，ULIF置钉时可利用原有通道切口。

2020年Heo等报道了经椎间孔入路置入类似于OLIF（oblique lumbar interbody fusion，斜外侧腰椎椎间融合术）/XLIF（extreme lateral lumbar interbody fusion，极外侧腰椎椎间融合术）的大号融合器，以减少融合器的下沉、终板塌陷等并发症，他们建议在L4~L5、L5~S1节段可以尝试该

技术。这种技术需要术前进行测量，术中也要测量硬膜囊外缘到出行根之间的距离，以保证置入大号融合器的安全性。未来，该技术有可能在退行性脊柱侧弯的微创治疗中有一定的应用前景。

在颈椎、胸椎手术中的应用

也有部分作者将BESS技术应用到颈椎间盘突出症的治疗，采取的也是key-holed经椎间孔切开减压、椎间盘切除技术，胸椎管狭窄的治疗也有学者在会议上报道。

循证医学依据

一项2020年发表的纳入韩国4家医疗中心共计866名行BESS手术患者的汇集分析显示，有797例完成1年随访并具备完整资料，其中共有82例（10.29%）出现术后并发症，发生率最高的为硬膜外血肿及减压不彻底（均为18例，2.26%），共有35例患者进行了2次或多次手术，56例住院观察时间达2周以上；同时，作者发现，手术时间越长，发生术后并发症的概率越高，而前50例接受BESS治疗的患者出现并发症的概率显著增高，即并发症的发生概率也与学习曲线相关。

Park等将64例腰椎管狭窄症患者随机分为两组分别行BESS（单侧入路双侧减压）及MED（显微镜下单侧入路双侧减压手术），两组手术时间、出血量、术后并发症及术后1年临床症状改善情况无显著差异，提示BESS在治疗腰椎管狭窄症与MED效果相似。而另一项随机对照研究表明，BESS治疗腰椎管狭窄症时，在缩短手术时间及住院时间、减少术后引流及术后阿片类药物用量等方面均优于通道辅助下显微镜下椎管减压手术。

国内发展情况

我国UBE/BESS技术尚处于起步阶段，但发

展的势头非常迅猛。许卫兵、张伟等在韩国学习后在国内率先开展并推广 UBE/BESS 技术。许卫兵在 2019 年的 COA（Chinese Orthopaedic Association，中华医学会骨科分会）国际学术大会上率先报道了 UBE/BESS 技术的临床应用，该技术开始引起国内较多骨科同道的关注。此后，从 2020 年开始，国内脊柱微创会议上有越来越多的 UBE/BESS 技术的临床应用报道。

相关文献报道较少。张璨等在 2019 年回顾分析了 5 例采用 BESS 治疗退变性腰椎管狭窄症患者的临床资料，其中手术时长（110.6±18.9）分钟，术中出血量（15.2±9.7）mL，住院时间（4.5±1.2）天，术后 ODI、JOA、VAS 评分改善率分别为 48.7%、69.1% 和 62.0%，患者间歇性跛行及神经根性症状均明显缓解。

田大胜等在 2020 年在《中华骨科杂志》上报道双通道脊柱内镜技术治疗腰椎间盘突出症和腰椎管狭窄症患者 60 例，优良率达到 96.1%。

小 结

综合前文所述，UBE/BESS 相较于传统开放手术有明显的微创优势，可以理解为显微镜手术的进一步微创化。而与目前更为主流的全内镜下脊柱手术技术相比，二者之间尚缺乏直接比较的研究。

综合文献分析，UBE/BESS 拥有以下潜在的优点：①内镜与操作器械不必相互掣肘，手术视野范围更大，结构辨认更加方便，增加了手术的安全性；②器械操作更加灵活，在单侧入路双侧减压时优势突出，可获得更大的手术活动范围；③视野及操作更接近于开放手术，更利于初学者掌握，学习曲线相对平缓；④手术器械现成且相对便宜，可使用传统开放手术的器械，术者更加熟悉；⑤术中透视次数少于 PELD，外科医生及患者受到的辐射剂量更少。

然而，与在空腔脏器应用双通道内镜不同，椎管附近缺乏自然解剖腔隙，为使手术视野更加清晰，术中生理盐水持续冲洗至关重要。压力过低时，术野会受出血和组织碎片影响，使能见度降低；冲洗压力过高则会使盐水过多进入硬膜外腔，术后患者可能会出现不适或颅高压带来的颈部疼痛。目前认为：约 30 mmHg（灌注液保持约 170 cm 高度）的冲洗压力较为适宜，能够保持术野足够清晰，同时避免出现术后相关并发症。

UBE/BESS 并不是一种全新的手术，在目前国内以 PELD 为主要的脊柱微创术式的大环境下，我们认为 UBE/BESS 凭借其视野全面及操作灵活等优势，有希望弥补 PELD 在应对较复杂病情时手术效率较低的缺陷，在治疗腰椎管狭窄症、内镜下融合方面发挥优势，成为从事微创脊柱外科的医生手中的又一利器。

然而，UBE/BESS 的发展和普及仍需脊柱外科医生的不断尝试和努力，我们期待未来有更多的脊柱外科医生掌握 UBE/BESS 技术，并进行高质量的相关临床研究，尤其是 UBE/BESS 与 PELD 直接对比的报道，为 UBE/BESS 技术更好地服务于病患提供进一步的循证医学证据。

◇ 参 ◇ 考 ◇ 文 ◇ 献 ◇

[1] 田大胜，刘建军，朱斌，等 . 单边双通道内镜技术治疗腰椎间盘突出症和腰椎管狭窄症 [J]. 中华骨科杂志，2020, 40(17): 1155-1164.

[2] 张璨，菅凤增，陈赞 . 双通道椎间孔镜技术治疗腰椎管狭窄症的初步临床研究 [J]. 中国微侵袭神经外科杂志，2019, 24 (06): 260-263.

[3] Choi CM, Chung JT, Lee SJ, et al. How I do it? Biportal endoscopic spinal surgery (BESS)for treatment of lumbar spinal stenosis [J]. Acta Neurochir (Wien), 2016, 158 (3): 459-463.

[4] Choi DJ, Jung JT, Lee SJ, et al. Biportal endoscopic spinal surgery for recurrent lumbar disc herniations [J].

Clin Orthop Surg, 2016, 8(3): 325-329.

[5] De Antoni DJ, Claro ML, Poehling GG, et al. Translaminar lumbar epidural endoscopy: anatomy, technique, and indications [J]. Arthroscopy, 1996, 12 (3): 330-334.

[6] De Antoni DJ, Claro ML, Poehling GG, et al. Translaminar lumbar epidural endoscopy: technique and clinical results[J]. Journal of the Southern Orthopedic Association, 1998, 7(1): 6.

[7] De Antoni DJ, Claro ML. Translaminar epidural lumbar endoscopy in hernias occupying over 50% of the radicular canal and decompression in lateral spinal stenosis[J]. Arthrosckopie, 1999, 12: 79-84.

[8] Eun SS, Eum JH, Lee SH, et al. Biportal endoscopic lumbar decompression for lumbar disk herniation and spinal canal stenosis: a technical note [J]. J Neurol Surg A Cent Eur Neurosurg, 2017, 78 (4): 390-396.

[9] Heo DH, Eum JH, Jo JY, et al. Modified far lateral endoscopic transforaminal lumbar interbody fusion using a biportal endoscopic approach: technical report and preliminary results[J]. Acta Neurochirurgica, 2021, 163: 1205–1209.

[10] Heo DH, Son SK, Eum JH, et al. Fully endoscopic lumbar interbody fusion using a percutaneous unilateral biportal endoscopic technique: technical note and preliminary clinical results [J]. Neurosurg Focus, 2017, 43 (2): E8.

[11] Hoogland T, Schubert M, Miklitz B, et al. Transforaminal posterolateral endoscopic discectomy with or without the combination of a low-dose chymopapain: a prospective randomized study in 280 consecutive cases [J]. Spine, 2006, 31 (24): E890-E897.

[12] Hwa Eum J, Hwa Heo D, Son SK, et al. Percutaneous biportal endoscopic decompression for lumbar spinal stenosis: a technical note and preliminary clinical results [J]. J Neurosurg Spine, 2016, 24 (4): 602-607.

[13] Kambin P, Casey K, O'brien E, et al. Transforaminal arthroscopic decompression of lateral recess stenosis[J]. J Neurosurg, 1996, 84 (3): 462-467.

[14] Kambin P, Gellman H. Percutaneous lateral discectomy of the lumbar spine: a preliminary report[J]. Clin Orthop, 1983, 174(174).

[15] Kambin P, Schaffer JL. Percutaneous lumbar discectomy. Review of 100 patients and current practice[J]. Clin Orthop Relat Res, 1989, (238): 24-34.

[16] Kang T, Park SY, Kang CH, et al. Is biportal technique/ endoscopic spinal surgery satisfactory for lumbar spinal stenosis patients: a prospective randomized comparative study [J]. Medicine (Baltimore), 2019, 98 (18): e15451.

[17] Kim JE, Choi DJ, Park EJJ, et al. Biportal endoscopic spinal surgery for lumbar spinal stenosis [J]. Asian Spine J, 2019, 13 (2): 334-342.

[18] Kim JE, Choi DJ. Bi-portal Arthroscopic Spinal Surgery (BASS)with 30 degrees arthroscopy for

far lateral approach of L5-S1—Technical note [J]. J Orthop, 2018, 15 (2): 354-358.

[19] Kim JE, Choi DJ. Biportal endoscopic transforaminal lumbar interbody fusion with arthroscopy [J]. Clin Orthop Surg, 2018, 10 (2): 248-252.

[20] Kim Ju-Eun, Choi Dae-Jung, Park Eugene J. Clinical and radiological outcomes of foraminal decompression using unilateral biportal endoscopic spine surgery for lumbar foraminal stenosis [J]. Clin Orthop Surg, 2018, 10 (4): 439.

[21] Kim W, Kim SK, Kang SS, et al. Pooled analysis of unsuccessful percutaneous biportal endoscopic surgery outcomes from a multi-institutional retrospective cohort of 797 cases [J]. Acta Neurochir (Wien), 2020, 162 (2): 279-287.

[22] Leu H, Schreiber A. Percutaneous fusion of the lumbar spine: a promising technique[J]. Spine: State of the Art Reviews, 1992, (17): 934-940.

[23] Osman SG, Marsolais EB. Endoscopic transiliac approach to L5-S1 disc and foramen. A cadaver study [J]. Spine (Phila Pa 1976), 1997, 22(11): 1259-1263.

[24] Osman SG, Marsolais EB. Posterolateral arthroscopic discectomies of the thoracic and lumbar spine [J]. Clin Orthop Relat Res, 1994, (304): 122-129.

[25] Park JH, Jun SG, Jung JT,et al. Posterior percutaneous endoscopic cervical foraminotomy and diskectomy with unilateral biportal endoscopy [J]. Orthopedics, 2017, 40 (5): e779-e783.

[26] Park MK, Park SA, Son SK, et al. Clinical and radiological outcomes of unilateral biportal endoscopic lumbar interbody fusion (ULIF)compared with conventional posterior lumbar interbody fusion (PLIF): 1-year follow-up [J]. Neurosurg Rev, 2019, 42 (3): 753-761.

[27] Park SM, Park J, Jang HS, et al. Biportal endoscopic versus microscopic lumbar decompressive laminectomy in patients with spinal stenosis: a randomized controlled trial [J]. Spine J, 2020, 20 (2): 156-165.

[28] Schreiber A, Suezawa Y, Leu H. Dose percutaneous nucleotomy with discoscopy replace conventional discectomy? Eight years of experience and results in the treatment of herniated lumbar disc[J]. Clin Orthop Relt Res, 1989, 238: 35-42.

[29] Soliman HM. Irrigation endoscopic assisted percutaneous pars repair: technical note[J]. Spine J, 2016 Oct, 16(10): 1276-1281.

[30] Soliman HM. Irrigation endoscopic decompressive laminotomy. A new endoscopic approach for spinal stenosis decompression[J]. Spine J, 2015 Oct 1, 15(10): 2282-2289.

[31] Soliman HM. Irrigation endoscopic discectomy: a novel percutaneous approach for lumbar disc prolapse[J]. Eur Spine J, 2013 May, 22(5): 1037-1044.

[32] Yeung At. Minimally invasive disc surgery with the Yeung Endoscopic Spine System (YESS)[J]. Surg Technol Int, 1999, 8:267-277.

二、UBE 的基本理论

基本概念

UBE 是 Unilateral Biportal Endoscopy 的首字母缩写词，意为单侧双通道内镜技术。UBE 通过内镜通道和操作通道来完成减压、融合等操作。内镜通道置入内镜用于观察，操作通道放器械用于操作。UBE 是在水介质下放大手术野进行操作的一种技术，视野清晰，便于仔细操作，又被称作"水环境下的显微镜手术"（图 1-2-1）。两个通道的意义是镜子移动灵活，并且范围大，器械可以采用传统开放手术的器械，处理病变效率更高（图 1-2-2）。表 1-2-1 是双通道技术与单通道技术的比较总结。

表 1-2-1　单通道技术与双通道技术的区别

	单通道	双通道
介质	水	水
内镜尺寸	6~7 mm	4~5 mm
操作器械尺寸	小	大
器械活动方向	同轴	三角原理
麻醉	局麻或全麻	全麻或硬膜外
动力	特制尺寸动力	开放手术动力
等离子刀头	细长	尺寸大

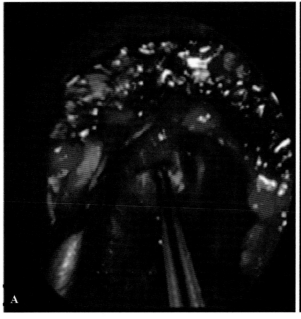
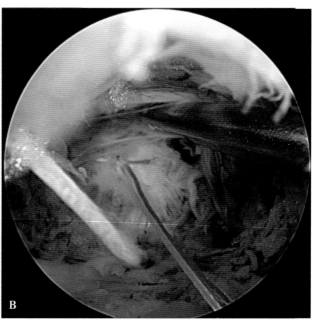

图 1-2-1　与空气介质的椎间盘镜手术（A）相比，UBE 水介质（B）放大术野，更加清晰

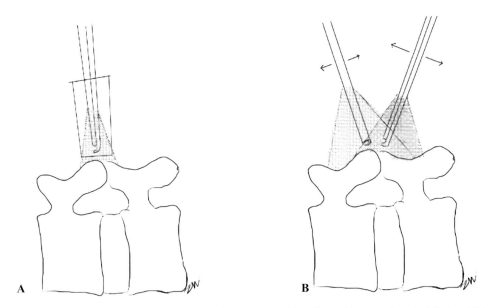

图 1-2-2　与单通道器械（A）的局限及尺寸相比，双通道内镜和器械（B）有更大的自由和活动度

三角原理

UBE 技术类似于关节镜技术，三角原理是必须掌握的，否则很难在镜下找到器械。

三角原理是指，器械在内镜的视野范围内才能找到器械，此时两者组成三角关系，分离或交叉是找不到器械的（图 1-2-3）。

三角原理需要不断练习来掌握，形成条件反射。日常练习可使用 UBE BOX 练习。

静水压和保持出水通畅

保持局部静水压可控制出血，但是与关节镜不同，UBE 面临的是神经结构，静水压不能无限地增加。通过抬高水袋至距离手术野 70~100 cm 时，可在局部获得 30~50 mmHg 压力，这个压力是安全有效的静水压。可以通过脑脊液压力计测量手术中精确的静水压（图 1-2-4），测量时确保测压计与手术野在一个水平面。在未使用 UBE

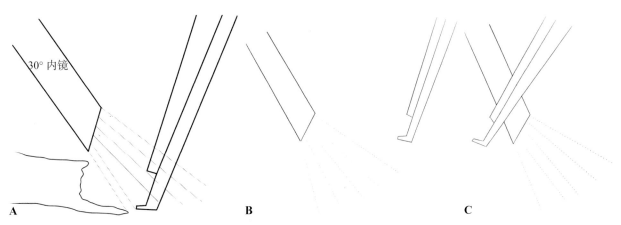

图 1-2-3　UBE 技术内镜与器械的三角原理

A. 内镜和器械尖端汇聚，在镜下可以观察到器械；B. 内镜和器械分离，镜下观察不到器械；C. 内镜与器械交叉，镜下观察不到器械

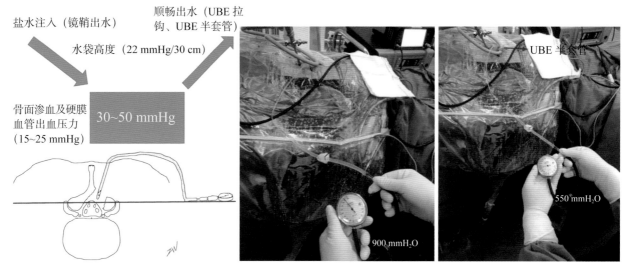

盐水注入（镜鞘出水）

顺畅出水（UBE 拉
钩、UBE 半套管）

水袋高度（22 mmHg/30 cm）

骨面渗血及硬膜
血管出血压力
（15~25 mmHg）

30~50 mmHg

UBE 半套管

900 mmH₂O

550 mmH₂O

图 1-2-4　通过脑脊液压力计测量手术中精确的静水压

半套管的情况下，测得局部静水压为 90 cmH₂O（66.17 mmHg）。使用 UBE 半套管后局部静水压为 55 cmH₂O（40.44 mmHg）。

保持出水通畅是确保清晰术野的另一个重要的环节，通过 UBE 半套管和 UBE 拉钩来确保操作口出水通畅（图 1-2-5）。

涡流现象

在行 UBE 手术时，有时我们已经将收缩压控制在 100 mmHg 之内，并且保持顺畅的出水，但是视野仍然模糊，这时需要考虑到涡流现象。

涡流现象主要是由于血液和灌注液体迅速混合，高速的水流方向与血流的方向垂直，水流撞击血流而产生的一个混乱的流体区域。涡流现象产生的基本原理是 Bernoulli 效应。Bernoulli 效应是指流动的液体诱发垂直于液体的力量，力量的大小变化与液体流动的速度直接相关。速度越快，压力越低（图 1-2-6）。

当水流经过一个管腔直径不等的管道时，狭窄部分的水流速度快，局部压力小。宽敞部位的

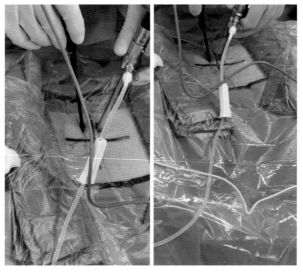

图 1-2-5　UBE 套管保持出水通畅

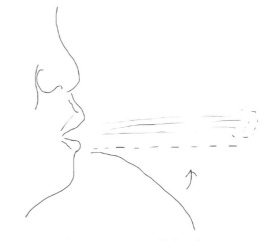

图 1-2-6　Bernoulli 效应示意

当沿纸片的上表面吹气时，因为 Bernoulli 效应产生的纸片表面的负压梯度，垂落的纸片会被"拉起"

水流速度慢，局部压力大（图1-2-7A）。同样地，如果我们建立的观察通道及操作通道的尺寸小于操作空间的尺寸时，局部水流慢而压力大，视野清晰（图1-2-7B）。反之，当建立的观察通道及操作通道的尺寸大于操作空间的尺寸时，操作空间局部水流快而压力小，对局部血管存在吸吮作用，产生涡流，视野模糊（图1-2-7C）。

基于UBE的原理，我们必须保持顺畅的出水。如果出水不畅，软组织会肿胀，操作空间变小，不利于操作。注意：当我们在处理某些特殊病例，需要扩大通道，增加水流的同时，很容易引起涡流现象。

虽然大多数病例很少出现涡流现象，但并不能在所有病例中保证工作空间与通道尺寸之间的比例平衡。所以当出现涡流现象时，仅仅采用射频电极来控制出血是徒劳且效率低下的。出现涡流现象时根据Bernoulli效应原理采取以下处理方法。

• 通过调节灌注液体速度减小灌注水流速度。在操作口出水处放置纱布或用手指堵塞来限制出水通道的尺寸及速度以减轻涡流的发生（图1-2-8）。

• 快速建立工作空间，保证小尺寸出水通道的情况下顺畅出水，避免局部软组织肿胀。如果通道建立速度慢，软组织迅速肿胀，工作空间会变得狭小。

• 操作口并不是越大越好，在融合手术时，可选择小切口进行减压，最后需要置入融合器时才将切口延长，将涡流现象出现的时间缩短。

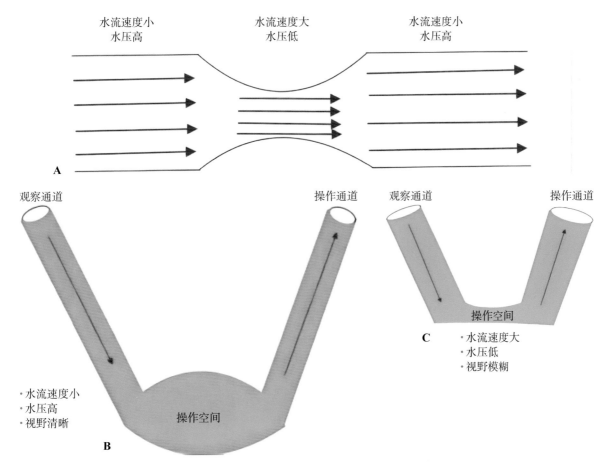

图1-2-7 通道与操作空间水流速的差异所引起的压力差异

A.管道中窄的部位水流快，压力小；B.观察通道比操作空间窄，操作空间的水压大，视野清晰；C.观察通道比操作空间宽，操作空间的水压小流速高，产生涡流，视野模糊

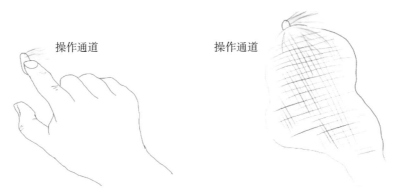
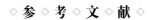

图 1-2-8　出现涡流现象时的处理方法示意

◇ 参 ◇ 考 ◇ 文 ◇ 献 ◇

[1] Wakefield CB, Halls A, Difilippo N, et al. Reliability of goniometric and trigonometric techniques for measuring hip-extension range of motion using the modified Thomas test[J]. J Athl Train, 2015 May, 50(5): 460-466.

第二章

UBE 相关脊柱解剖

一、颈椎的解剖

颈椎的黄韧带解剖

UBE ULBD 或 keyhole 术式都会遇到处理颈椎的黄韧带。了解颈椎黄韧带的解剖对于开展 UBE 颈椎手术非常重要（图 2-1-1）。颈椎黄韧带与腰椎不同，呈头尾向分布而不向椎间孔区域延伸。椎板下表面黄韧带未覆盖的区域位于椎板的上部，并且由上向下未覆盖区域逐渐减少。黄韧带的内上部还是与外侧的关节突关节有接触。大约向外延伸 4 mm 的距离。

V 点解剖

V 点是一个重要的镜下解剖结构，它是任何 UBE 颈椎术式的起始点。V 点是由上位椎体椎板下缘外侧及下位椎体椎板上缘外侧与侧块关节内缘围成的一个"V"形区域（图 2-1-2 和图 2-1-3）。

当对 V 点进行减压后可看到黄韧带的外缘（图 2-1-4），外缘外面还有一层覆膜，不要误把这层覆膜当成硬膜（图 2-1-5）。于黄韧带与该层

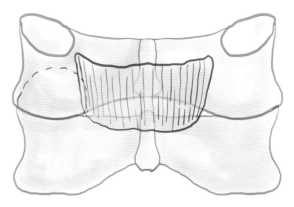

图 2-1-1　颈椎黄韧带区域示意图

覆膜分离后即可看到位于覆膜下方的神经根（图 2-1-6）。颈神经根与相应节段的椎间盘在椎间孔位置的比邻关系在不同的节段是不同的（图 2-1-7~图 2-1-9）。

ULBD 椎板减压时，通常先磨除椎板的外板，然后显露出椎板的内板（图 2-1-10）。继续用磨钻和枪钳去除内板，显露出位于椎板下表面的黄韧带及近端止点（图 2-1-11）。

对侧的减压，需要识别中线位置的解剖。以 C6/C7 为例，需要识别 C6 的棘突基底部、C7 的棘突基底部及对侧的椎板和关节突关节（图 2-1-12）。

头端

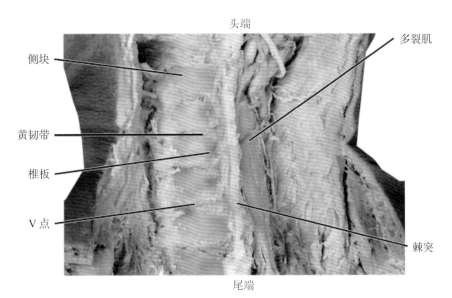

侧块

多裂肌

黄韧带

椎板

V 点

棘突

尾端

图 2-1-2　颈椎后部椎板表面解剖图

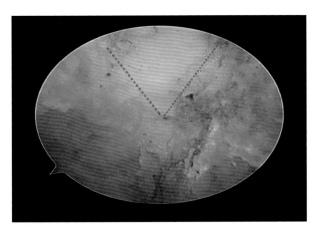

图 2-1-3　V 点镜下位置

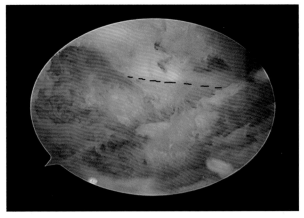

图 2-1-4　V 点进行减压后黄韧带外缘镜下观

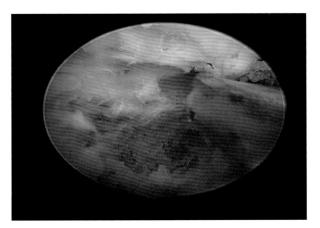

图 2-1-5　黄韧带的外缘外还有一层覆膜镜下观，
不要误把这层覆膜当成硬膜

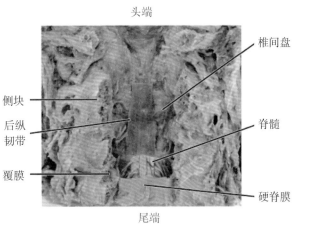

头端

侧块

后纵
韧带

覆膜

椎间盘

脊髓

硬脊膜

尾端

图 2-1-6　颈脊髓、硬脊膜、侧块关节和
后纵韧带后面观

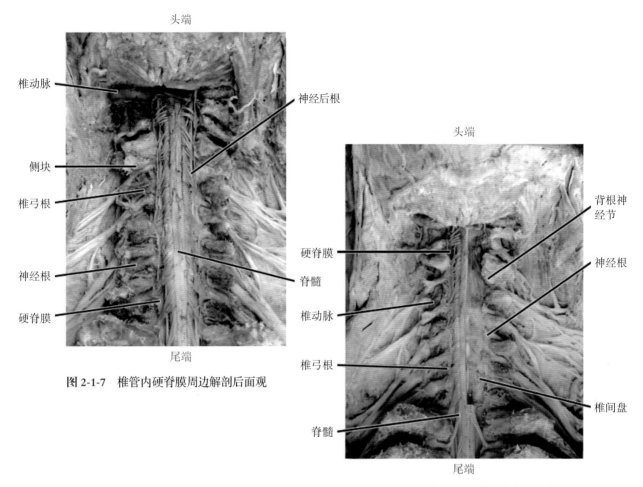

图 2-1-7　椎管内硬脊膜周边解剖后面观

图 2-1-8　颈椎神经根与椎间盘相关解剖后面观

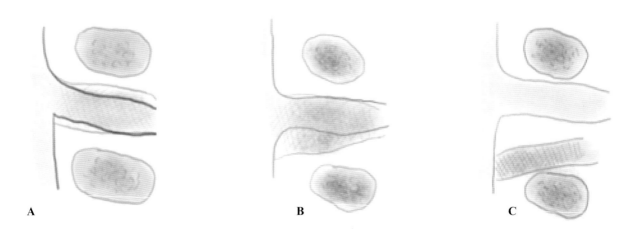

图 2-1-9　不同节段颈椎神经根与椎间盘关系示意图

A. C5 神经根：通常前方正对椎间盘；B. C6、C7 神经根：通常间盘位于腋下；C. C8 神经根：无接触

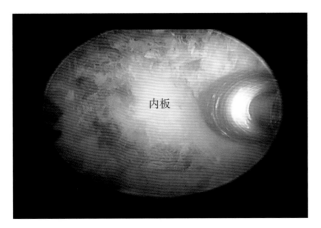

图 2-1-10 椎板减压时磨除椎板的外板后显露
出内板的镜下观

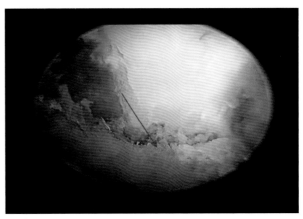

图 2-1-11 去除内板显露位于椎板下表面的黄韧带
及近端止点（箭头所示）

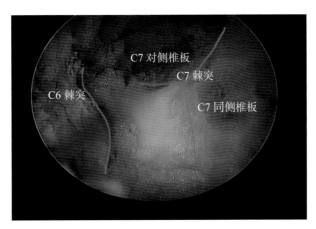

图 2-1-12 颈椎对侧减压解剖结构镜下观

二、胸椎的解剖

UBE 处理的胸椎疾患主要包括胸椎黄韧带骨化症和胸椎椎间盘突出症。胸椎的椎管直径相对脊髓更为宽大，不容易形成压迫，但当压迫出现症状时，细微的加压就可能导致症状加重，故进行镜下操作时应明确椎管内各结构的解剖特点，本节着重介绍与 UBE 手术相关的胸椎解剖。

胸椎棘突

胸椎的棘突是向后下延伸的，这在节段定位时容易误导（图 2-2-1）。

胸椎椎板

椎间隙的位置与椎间盘水平的距离是较大的，所以很难通过类似于腰椎的椎板间入路来解决胸椎的问题。经椎板入路是常用的入路（图 2-2-2）。椎板的上半部分和下半部分之间有一个分界线，在颜色上区分：上半部分因为是黄韧带浅层附着处，所以呈黄色；下半部分为椎板主体，呈粉色。镜下黄色及粉色的分界线是磨钻起始部位。这是黄韧带位于椎板前方头端止点位置的重要解剖标志（图 2-2-3）。

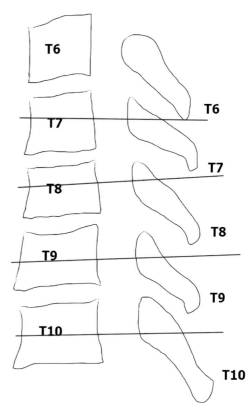

图 2-2-1　棘突尖部与各椎体水平关系示意图
棘突尖部位于下位椎体后方，在定位方面容易起误导作用

胸椎黄韧带

黄韧带在控制椎间活动及脊柱稳定性方面起着重要的作用。肥厚增生的黄韧带与突出间盘及

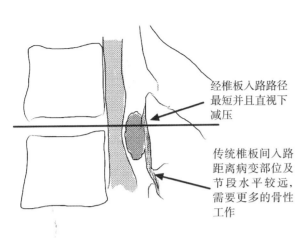

图 2-2-2 胸椎经椎板入路和传统椎板间入路的示意图

经椎板入路路径更短并且直视下减压，传统的椎板间隙入路需要更多的骨性减压

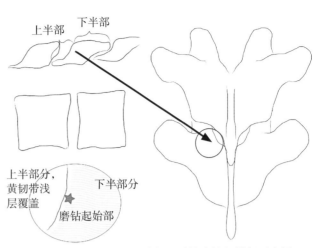

图 2-2-3 镜下分辨经椎板入路的磨钻起始部示意图

黄色的椎板上部及粉色的椎板下部

增生骨赘可以引起椎管狭窄。胸椎节段的黄韧带骨化的发生概率较高。后方的减压是治疗黄韧带骨化的经典手术。黄韧带切除不彻底必然引起疗效的大打折扣，所以了解胸椎节段黄韧带的边界、附着点及其与周围骨性结构的关系非常重要（图 2-2-4 和图 2-2-5）。

胸椎黄韧带的高度及宽度从 T1 至 T12 是逐渐增加的（图 2-2-6）。黄韧带的上部高度，也就是上位椎板腹侧覆盖部分的高度，从 T1 至 T12 是逐渐减少的。黄韧带的下部高度，也就是下位椎板背侧覆盖的黄韧带高度，从 T1 至 T12 是逐渐增加的（图 2-2-7）。椎间孔区域除了 T1~T2 以外均覆盖黄韧带，但基本上位于椎间孔的上部。黄韧带钙化的主要减压部分还是位于黄韧带的上部、椎板的下表面，也就是黄韧带的深层位于头端椎板下表面的止点（图 2-2-8）。

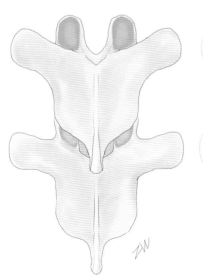

图 2-2-4 胸椎后方结构示意图

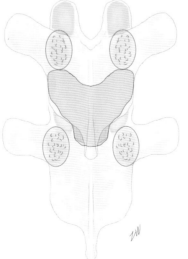

图 2-2-5 胸椎黄韧带范围示意图

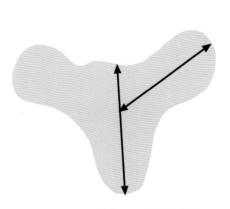

图 2-2-6 黄韧带高度及宽度的定义

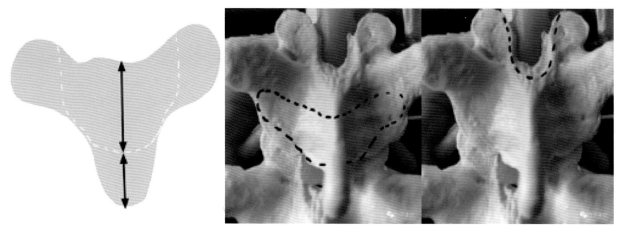

图 2-2-7 黄韧带上部及下部的定义，虚线为椎板轮廓，黄韧带的上部，黄韧带的下部

<table>
<tr><td>

胸椎间孔周围结构

胸椎的关节突关节呈水平状态。峡部及关节突关节的外缘还是处理胸椎间盘突出的起始部位（图 2-2-9）。

</td><td>

胸椎间孔区域的血管

椎间孔区域的血管及脊髓神经根腋窝部位的血管是非常丰富且粗大的。

</td></tr>
</table>

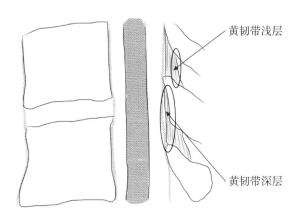

黄韧带浅层

黄韧带深层

图 2-2-8 黄韧带的浅层和深层位置示意图
位于椎板下表面的近端止点是胸椎黄韧带钙化的主要部位

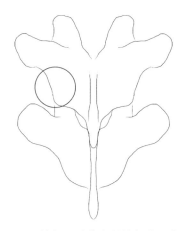

图 2-2-9 峡部及关节突外缘部位示意图
峡部及关节突外缘是 UBE 胸椎间盘突出切除术的起始部位

三、腰椎的解剖

多裂肌三角及地板解剖

多裂肌是腰椎后方主要稳定肌群，其起于棘突，斜向下走行，止于副突、关节突关节和横突。肌肉束分为浅层和深层，靠近中线。与腰部后方其他肌肉群相比，多裂肌具有纤维束短横断面大的特点，使得其在非常狭小的空间产生很大的作用力，控制着脊柱后方的稳定度。多裂肌与棘突中线围成的三角区域为多裂肌三角（图 2-3-1 和图 2-3-2）。

这是腰椎 UBE 手术的主要工作区域。在该区域内操作可最大限度地保护位于其外侧的多裂肌。该区域的底面是我们显露工作的地方，其解剖我们称为"地板解剖"（图 2-3-3）。腰椎间盘摘除术及腰椎管狭窄 ULBD 技术的第一个锚定点位于棘突和椎板交界的地方，向外是上位椎体的椎板下缘及下关节突。远端可显露出下位椎体的椎板上缘。镜子确定好方位后就需要按照各个解剖位置逐步地显露出来。

腰椎黄韧带

腰椎的黄韧带是分浅层和深层两侧结构的。浅层黄韧带一般 2.5~3.5 mm 厚，它是与棘间韧带融合在一起的，其背侧是多裂肌，但它并不是多裂肌的止点。黄韧带的深层是位于浅层的腹侧

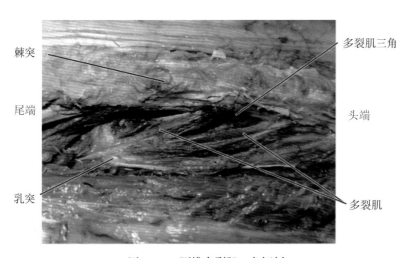

图 2-3-1 腰椎多裂肌三角解剖

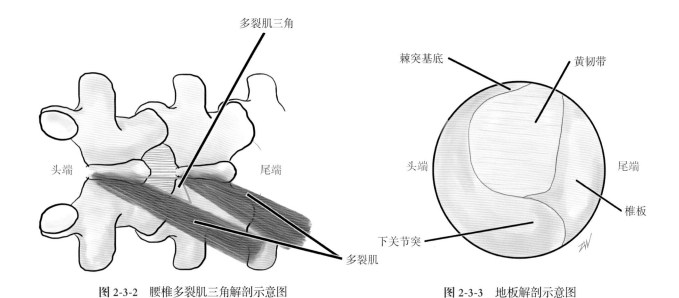

图 2-3-2　腰椎多裂肌三角解剖示意图

图 2-3-3　地板解剖示意图

结构，深黄色，大约 1 mm 的厚度。腰椎的黄韧带的近端止点位于上位椎体椎板的下表面。其远端止点包绕下位椎体的椎板上缘（图 2-3-4）。

V 领

"V 领"指同侧及对侧黄韧带接合部位的头端，呈"V"字形，如同领子（图 2-3-5 和图 2-3-6）。它向下会延伸到两侧黄韧带之间的裂隙，但是并不是所有节段的黄韧带之间均存在裂隙。

Corner 区域

Corner 是一个重要的解剖区域，它是由下位椎体的椎板上缘与下位椎体的上关节突内缘围成的区域（图 2-3-7）。其下方就是同侧走行根，所以该区域是减压手术的重点减压位置。使用椎板咬骨钳切除该区域部分骨质可显露出黄韧带的远端止点。向外侧方向减压可到达椎弓根内壁，这也是同侧减压的外界。

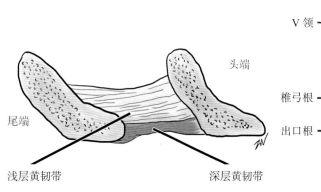

图 2-3-4　腰椎黄韧带分层示意图

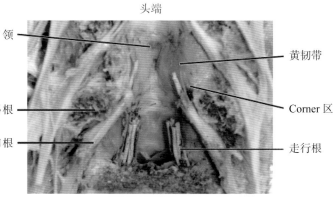

图 2-3-5　腰椎椎管背侧结构腹面观

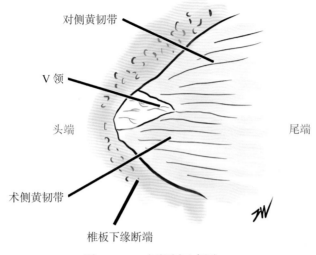

图 2-3-6 V 领解剖示意图

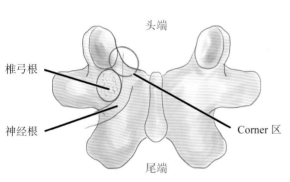

图 2-3-7 Corner 区域解剖结构示意图

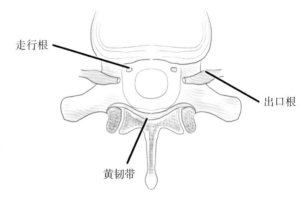

图 2-3-8 椎管内结构示意图

椎管内对侧结构的解剖

椎管内对侧结构包括对侧的关节突关节、对侧的走行根和出口根（图 2-3-8）。UBE 对侧入路显露对侧的出口根，可参考黄韧带的走向、出口根腋窝部位的脂肪和血管（图 2-3-9~ 图 2-3-11）。

椎旁入路的相关解剖

椎旁入路（图 2-3-12）用于解决椎间孔区域或孔外区域的解剖，镜下的第一个锚定区域是横突、峡部及关节突关节围成的区域（图 2-3-13）。切除部分横突、峡部及关节突尖部，显露出位于椎间孔区域黄韧带下方的出口根，根动脉往往位于腋窝部位，椎间孔区域的突出间盘也是位于神经根的腋窝位置（图 2-3-14），孔外突出间盘位于上关节突外侧。

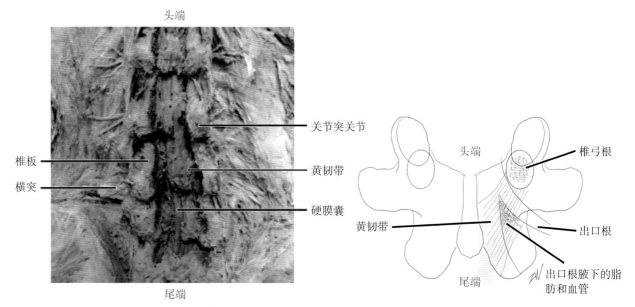

图 2-3-9 黄韧带与关节突关节、椎板及硬膜囊的关系

图 2-3-10 黄韧带、椎弓根与出口根关系示意图

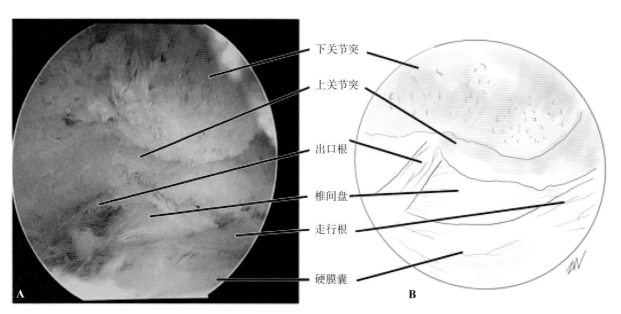

图 2-3-11 对侧出口根的三个标志：黄韧带走向、脂肪及血管

A. 镜下图像；B. 示意图

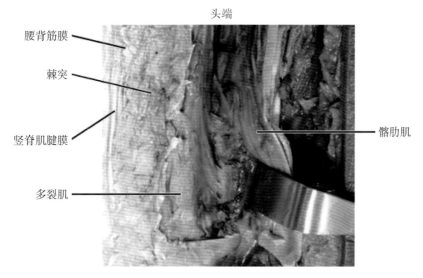

图 2-3-12　椎旁入路肌肉解剖结构

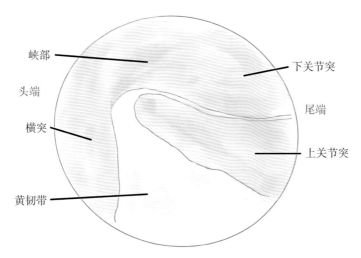

图 2-3-13　椎旁入路的相关解剖

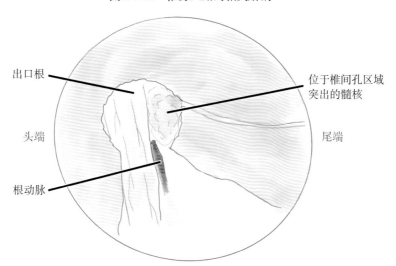

图 2-3-14　切开上关节突尖部和峡部外侧后解剖结构示意图

第三章

UBE 相关器械

一、UBE 主要器械

UBE 内镜

UBE 内镜与关节镜类似，包括镜头、镜头线、冷光源、主机、显示器及镜鞘等。常用的有 30° 内镜和 0° 内镜（图 3-1-1）。

30° 内镜（图 3-1-2）具有广角的特点，每次使用时，需要旋转内镜来获取目标视野的最大化。旋转内镜需要通过冷光源接口的位置进行旋转。由于其广角的特点，30° 内镜经常被用于镜下融合手术、胸椎手术等，需要观察两侧终板及脊髓腹侧结构。

0° 内镜则是所见即所得，与传统的开放手术视野是一样的。所以对于初学者，还是建议采用 0° 内镜。

无论是 30° 内镜还是 0° 内镜，在开始手术时都需要获得一个标准的方向。这种标准方向与传统的开放手术的方位是一样的，也就是对侧是中线，同侧是术者，左侧及右侧分别是头侧和尾侧。为了获取这种标准的方向，首先需要确保 UBE 内镜的镜头线表盘（带有按钮）与棘突的平面是平行的（图 3-1-3）。用内镜观察自己的手的方向进行体外的调整（图 3-1-4）。镜下也可以使用 90° 等离子刀头的方向来进一步调整（图 3-1-5）。

镜鞘是主要的进水、出水的工具，UBE 内镜镜鞘与传统的关节镜的镜鞘主要不同之处在于镜鞘内径的尺寸。UBE 内镜镜鞘为了获得更大的出水和较高的静水压，其内径更大，镜鞘内壁与镜体之间的距离更大，这样出水更好（图 3-1-6）。另一点与关节镜镜鞘不同的地方是仅需一个进水阀，不需要另外一个出水阀。

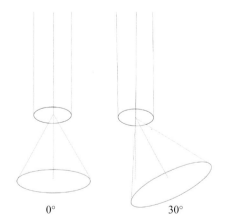

图 3-1-1 两种常用的 UBE 内镜视野的不同

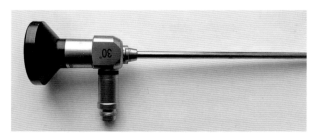

图 3-1-2 30° 内镜

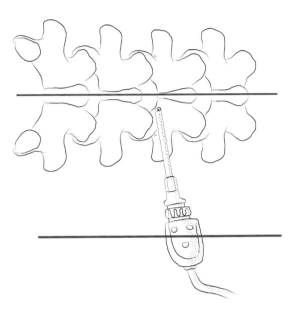

图 3-1-3 镜头线的表盘应该与棘突的平面平行

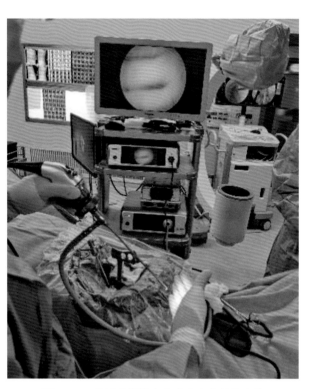

图 3-1-4 通过手指的方向来确定内镜的方位

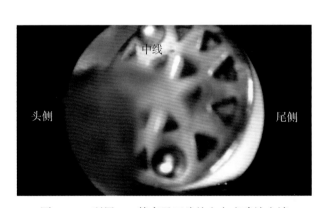

图 3-1-5 利用 90° 等离子刀头的方向来确认内镜的正确方向

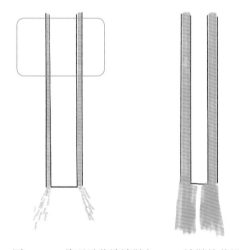

图 3-1-6 普通关节镜镜鞘与 UBE 镜鞘的差异

UBE 等离子射频系统

等离子体只在电极尖端激发产生，将射频能量施加于电极，在电极周围形成高度密集的电子群，后经电场加速成为高能电子，高能电子与溶液中的气体分子（主要为水分子）发生碰撞，水分子迅速裂解为基态的自由基 OH·、H·等，同时激发 Na 离子发射 Na D 线（图 3-1-7）。激发产生的等离子体覆盖在活性电极的表面，电极周围形成薄薄的蒸汽层，气泡周期性地在电极尖端形成，随后从电极上脱离，慢慢浮至溶液表面。

旋　刀

旋刀（图3-1-8）采用斜角设计，针对UBE技术，器械通道与内镜通道成夹角，方便刀头与切割面广泛接触，方便处理对侧人体组织，提高手术效率。

在镜下手术时刀头工作部分都在视野范围内，盲区全部为绝缘材质，可降低手术风险。注意工作时刀头部分不能与金属接触。等离子刀头处理软组织后通过吸引管产生的吸力将粉碎的组织吸出。

椎管内消融刀头

小的带固定弧度的刀头（图3-1-9）或可调方向的刀头用于神经周围的止血。短杆设计，更加适合后路UBE手术操作。该电极用于单侧双通道脊柱内镜技术中椎管内硬膜囊、神经根周围血管等软组织处理以及椎间盘髓核处理。

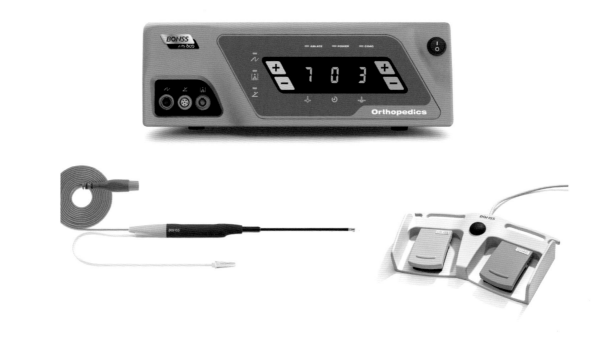

图3-1-7　UBE等离子射频系统（邦士公司）

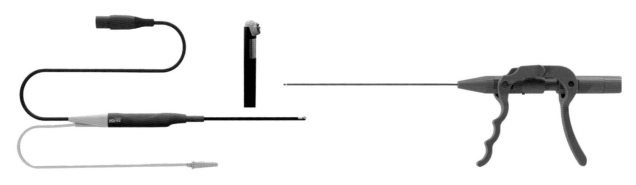

图3-1-8　旋刀等离子刀头（邦士公司）　　　　图3-1-9　小的带固定弧度的刀头（邦士公司）

可伸缩多功能电极

可伸缩多功能电极（图 3-1-10）尖端可伸缩，缩回时前端半球形，便于大面积操作，伸出后直径 1 mm，可进行精细操作，前端弯曲可作为勾刀使用，一个电极多个功能。

缩回状态整个半球形头部（包括针状部分）工作；伸出后仅针状部分工作，半球形头部不工作，减少意外损伤。尖端伸缩过程中切断能量输出，降低手术风险。手柄滑动开关可控制尖端伸缩。

UBE 动力

可用于 UBE 手术的动力系统包括两种：一种是关节镜的带保护鞘的低速磨钻（图 3-1-11A），另一种是传统开放手术的高速磨钻（图 3-1-11B、C）。

关节镜带保护鞘的低速磨钻转速较低，但是使用 4 mm 的"西瓜瓣"的磨头，刃越少，效率越高。使用带保护鞘的磨钻时，手柄的末端可连接吸引器，使用磨钻时夹闭硅胶管，结束削磨时开始吸引，这样骨碎屑可随水流引出，如此操作磨钻时可保持一个清晰的术野。

传统开放手术使用的磨钻均是高速磨钻，效率高，但是风险也高，尤其是"西瓜瓣"磨头，故使用传统开放手术高速磨钻建议使用金刚砂磨头。传统开放手术的磨钻要选用露杆少的磨钻，因为内镜头的损坏主要是由于高速转动的杆打碎镜头引起的。

另外磨钻的长度应该合适，8~10 cm 最好。过长的话，单手扶磨钻容易不稳，太短往往很难触及

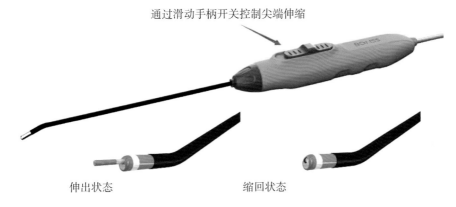

通过滑动手柄开关控制尖端伸缩

伸出状态　　　　　　缩回状态

图 3-1-10　可伸缩多功能电极（邦士公司）

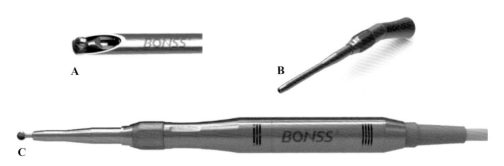

A　　　　　　　　B

C

图 3-1-11　UBE 磨钻（邦士公司）
A. 带保护套的低速磨钻；B、C. 开放手术高速磨钻

目标物，并可能堵塞操作口导致出水不畅。

　　镜下使用的磨头以 3~4 mm 为主，有时颈椎或胸椎手术会用到 1~2 mm 的磨头。为了保持一个清晰的手术野，高速磨钻工作时，应该从低速慢慢加速，并且可使用半套管保持出水通畅。磨钻使用时，握持手柄的手可以依靠到患者身上，这样会增加单手扶持动力的稳定性。磨钻头在启动时最好不要用力接触目标点，而是有一个微小的距离，这样在启动动力时，磨钻头不会出现打滑现象。

　　现在也出现了很多专门为 UBE 设计的动力系统，长度合适，带弧度有利于对侧操作，露杆少（图 3-1-12）。带保护鞘的高速磨钻适合处理棘突基底部（图 3-1-13）。半刃磨钻可用于处理对侧的减压（图 3-1-14）。各种类型的动力环锯、摆锯及终板刮匙可用于镜下融合手术（图 3-1-15）。超声骨刀也可用于 UBE 手术，尤其是在镜下融合处理下关节突时。

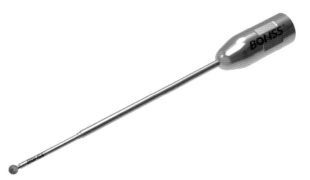

图 3-1-12　无保护鞘的高速磨钻（邦士公司）

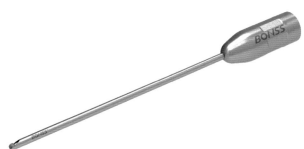

图 3-1-13　带保护鞘的高速磨钻（邦士公司）

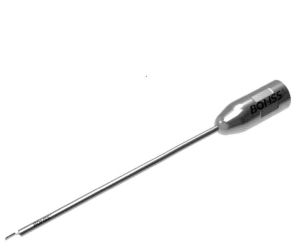

图 3-1-14　往复钻（邦士公司）

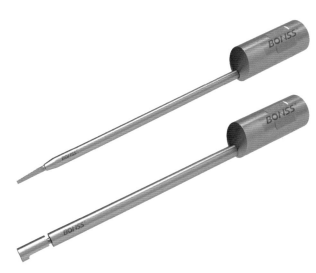

图 3-1-15　摆锯及环锯（邦士公司）

二、UBE 专门器械

扩张导管

扩张导管用于建立操作通道和内镜通道（图 3-2-1）。

第一级导杆前端是圆钝的，其他逐级导杆沿一级导杆置入，二级或三级导管可用于软组织剥离，很多时候用导管剥离就足够了。四级导管的直径可以用于做切口大小的参考。镜下融合时，处理椎间隙产生的大量间盘碎屑可用三级导管作为排水管排出。

UBE 半套管

UBE 半套管用于保持出水通畅（图 3-2-2）。这可以保持操作口的出水通畅，尤其是当建立操作通道后出水不畅时，可沿二级或三级导管插入半套管。另外，沿半套管可顺利地置入动力和器械而不会对软组织造成破坏。

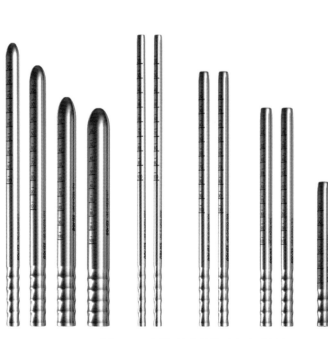

图 3-2-1　逐级扩张导管（邦士公司）

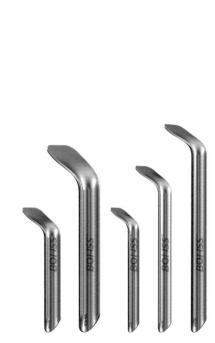

图 3-2-2　UBE 半套管（邦士公司）

UBE 拉钩

UBE 拉钩横断面也是半弧形的，置入手术野可保持出水通畅（图 3-2-3）。UBE 拉钩可将多裂肌牵拉到外侧增加多裂肌三角的工作空间，缺点是需要助手扶持。

UBE 双根拉钩主要用于镜下融合手术对神经根的保护（图 3-2-3）。对于某些椎间隙严重塌陷，出口根下移明显，或者出口根与走行根夹角较小的病例，使用双根拉钩可以同时保护双根，然后在拉钩导引下安全置入融合器。

UBE 融合器拉钩

Dr. Son 设计的一种融合拉钩（图 3-2-4），前端

直的齿置入椎间隙，向后弯的齿保护走行根，透视下顺着拉钩置入融合器。用于椎间融合手术时融合器的置入，并且对神经根、硬膜囊进行保护。

普通高速磨钻保护鞘管

对于传统开放动力设计的保护鞘（图 3-2-5），一个可以保持顺畅出水，将工作时产生的骨碎屑排出，另一个作用就是保护下方的神经结构。

UBE 神经剥离子

UBE 专门的神经剥离子有不同的宽度和角度，它是 UBE 技术中经常用的经典器械。与一般的开放手术的神经剥离子（图 3-2-6）不同，UBE 神经

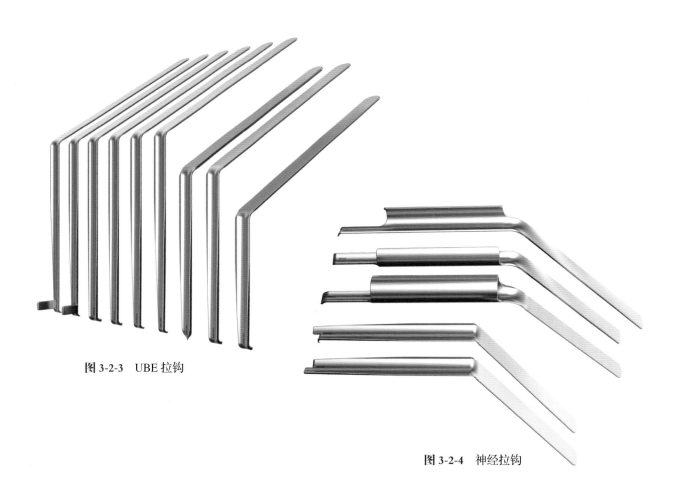

图 3-2-3　UBE 拉钩

图 3-2-4　神经拉钩

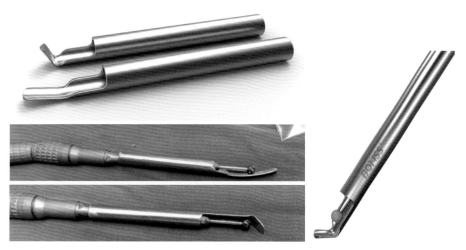

图 3-2-5　普通高速磨钻保护鞘管

剥离子（图 3-2-7）更厚实，不容易折弯，分不同的弧度和宽度。

对于角度较小的剥离子，可用于对侧的黄韧带的剥离或者骨蜡的涂抹。角度小的剥离子对于同侧神经根的剥离其角度方面有点欠佳，尤其是切口稍微偏外的情况。要么尽量向中线靠近，要么将关节突多磨一点。

对于同侧神经根的剥离，建议还是使用角度大的、宽度窄的神经剥离子，这样可尽可能地保留关节突关节，并且剥离的角度非常舒适。剥离时损伤硬膜的风险更小。

镜外保护鞘管

镜外保护鞘管（图 3-2-8）用于术中观察通道，方便术中操作时减少软组织对 UBE 内镜的遮挡（图 3-2-9）。处理极外侧病例时，代替神经拉钩对神经根进行牵拉。这样可以避免软组织进入视野，另外保护神经根，解放助手。

术中避免动力系统在使用时对内镜造成损伤。

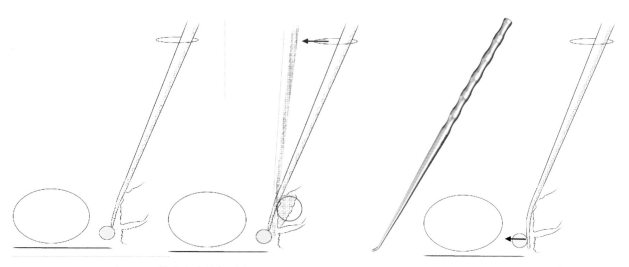

图 3-2-6　传统角度神经剥离子　　　　　　　图 3-2-7　UBE 大角度神经剥离子

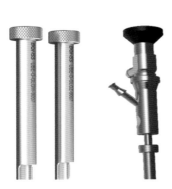

图 3-2-8　镜外保护鞘管

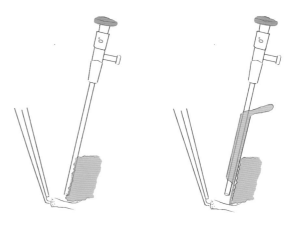

图 3-2-9　镜外保护鞘管可在术中操作时减少软组织对 UBE 内镜的遮挡

皮肤扩张器

镜下融合置入融合器前扩张皮肤至合适尺寸，方便融合器置入（图 3-2-10）。

镜下标尺

镜下指导减压范围及纤维环切开范围的评估（图 3-2-11）。

筋膜切开器

筋膜切开器包括筋膜切开管，需要配合逐级扩张导管使用（图 3-2-12）。筋膜切开器需要配合勾刀使用（图 3-2-13）。

筋膜管

用于镜下纤维环缝合时，避免过线时缠绕软组织（图 3-2-14）。

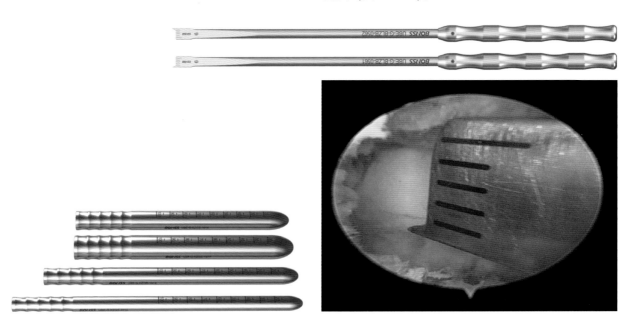

图 3-2-10　皮肤扩张器

图 3-2-11　镜下标尺

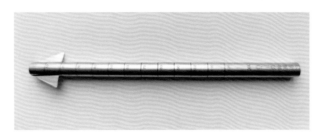

图 3-2-12 筋膜切开管

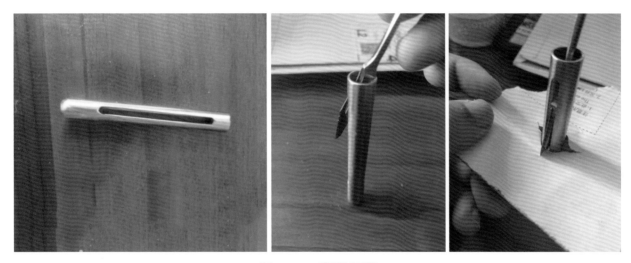

图 3-2-13 筋膜切开器

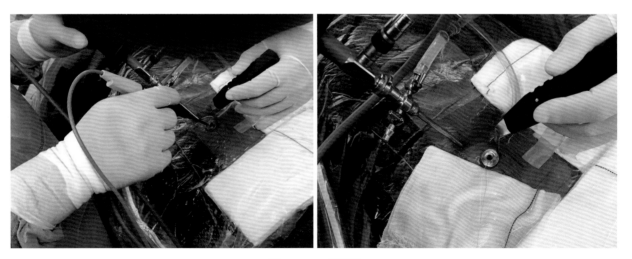

图 3-2-14 筋膜管

三、UBE 传统开放器械

椎板咬骨钳

不同部位的减压需要不同尺寸和角度的椎板咬骨钳。

上位椎体椎板下缘的减压可使用 3 mm、4 mm 130° 直型椎板咬骨钳。同侧 Corner 区域的减压可使用反向 110° 薄刃椎板咬骨钳。同侧侧隐窝可使用 2 mm、3 mm 带弧度的 130° 枪钳。对侧侧隐窝及黄韧带的处理可用 2 mm、3 mm 130° 直型椎板咬骨钳及 2 mm、3 mm 带弧度的 130° 枪钳。

为了增加单手持器械的稳定性，长度一般在 200 mm 以内合适。可调方向的椎板咬骨钳使得操作更加舒适（图 3-3-1）。需要将方向事先调至 3 点、6 点及 9 点的方向。

刮 匙

刮匙也是常用的减压工具，也可用于镜下融合软骨终板的处理。角度 45° 合适，分小、中、大三种型号。可用刮匙剥离黄韧带。

骨 刀

UBE 的骨刀前端均为单斜面，这样在凿入骨

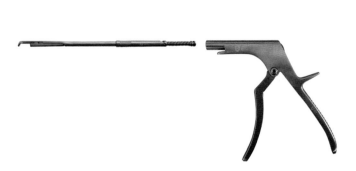

图 3-3-1　椎板咬骨钳

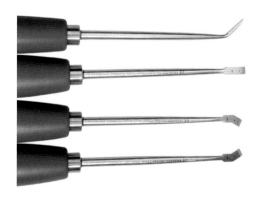

图 3-3-2　骨刀

用于术中骨质的处理，曲棍球凿、上翘型、多角度设计使骨质处理更舒适

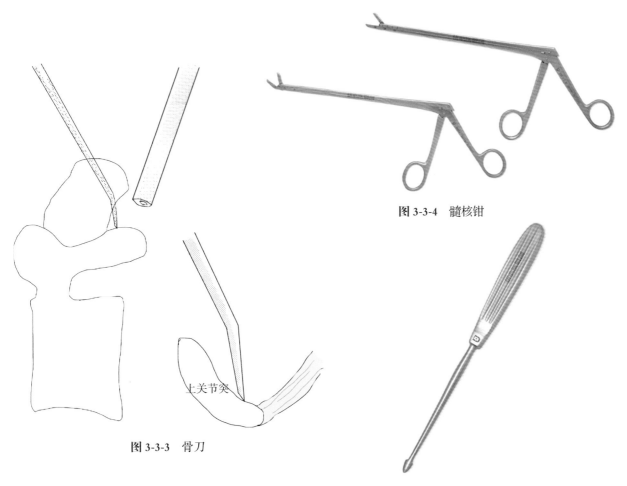

图 3-3-4 髓核钳

上关节突

图 3-3-3 骨刀

图 3-3-5 纤维环环切刀

质后会将骨块崩离。骨刀分直型，直型带 15°、45° 角等（图 3-3-2）。采用带角度的骨刀的原因是我们倾斜置入骨刀后可以获得一个垂直于骨面的骨刀凿向（图 3-3-3）。曲棍球骨刀用于处理对侧上关节突尖部。

髓核钳

髓核钳（图 3-3-4）可以准备 1 mm、2 mm、3 mm、4 mm 直向或 45°，分带齿或不带齿。最好髓核钳的双面均带刻度，这样在镜下容易识别深浅。

纤维环环切刀

纤维环环切刀用于术中纤维环的切开，避免使用传统尖刀时造成不必要损伤（图 3-3-5）。

防水相关装置

UBE 是水介质下操作的技术，所以防水非常重要。

除了二次贴膜外，铺巾皮肤窗要大，还可以围成一个"水坝"，让水流向对面的集液袋内。将水引流到远端，可解放脚下空间。当然现在也有成品的 UBE 铺巾单及"水坝"装置（图 3-3-6）。

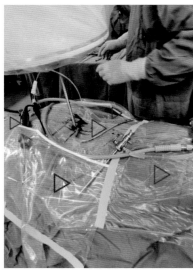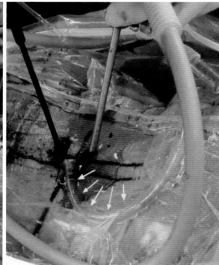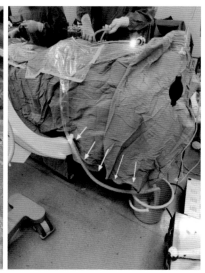

图 3-3-6 "水坝"装置

◇ 参 ◇ 考 ◇ 文 ◇ 献 ◇

[1] Heo DH, Son SK, Eum JH, et al. Fully endoscopic lumbar interbody fusion using a percutaneous unilateral biportal endoscopic technique: technical note and preliminary clinical results[J]. Neurosurg Focus, 2017 Aug, 43(2): E8.

[2] Kim JE, Choi DJ. Unilateral biportal endoscopic decompression by 30° endoscopy in lumbar spinal stenosis:

technical note and preliminary report[J]. J Orthop, 2018 Jan 31, 15(2): 366-371.

[3] Pao JL, Lin SM, Chen WC, et al. Unilateral biportal endoscopic decompression for degenerative lumbar canal stenosis[J]. J Spine Surg, 2020 Jun, 6(2): 438-446.

第四章

UBE 麻醉

一、麻醉评估

术前评估流程

复习病史

• UBE 手术前麻醉评估首要的是从病历中获得足够的病史，主要包括外科疾病和手术情况，以及并存的内科疾病和治疗情况。

• 外科情况要了解外科诊断、手术目的、部位、手术术式、手术难易程度、手术需时长短等，以及是否需要特殊的体位和专门的麻醉技术（如控制性降压等）。

• 内科情况需要了解患者的以往手术麻醉史、过敏史、家族史、既往史和治疗用药史。明确现存疾病及其严重程度、治疗现况及计划治疗方案。必要时请有关专科医生会诊协助评估有关器官功能状态，商讨进一步手术准备措施。

分析各项术前检查和化验结果

• 手术前通常要进行一系列常规的术前检查，如血常规、尿粪常规、肝肾功能、凝血功能、心电图及 X 线胸片等。常规检查有明显异常者以及合并各种内科疾病时需进一步做相关的实验室检查和特殊功能测定，如超声心动图、动脉血气分析及内分泌功能检查等。

术前访视和检查

• 麻醉医生术前应访视患者，进一步了解患者与麻醉可能相关的病史，并进行系统问诊和体检。同时可以帮助患者了解有关麻醉的问题，消除紧张焦虑情绪，建立良好的医患关系。

• 系统问诊的重点是心血管系统、呼吸系统、神经系统、凝血、肝肾功能和内分泌系统。

• 体检应包括生命体征、身高和体重，还应仔细评估患者的全身情况，如精神状态，发育，营养，有无贫血、脱水、水肿、发热、过度消瘦或肥胖等。

◦ 气道情况是体格检查中非常重要的部分。UBE 手术患者部分为肥胖患者，据估计约 10% 肥胖患者存在面罩通气困难，1% 肥胖患者存在气管插管困难，故 UBE 手术前更应做好困难气道的评估。气道评估包括张口度、Mallampati 评分、牙齿状况、舌体、头颈活动度（尤其是颈后仰）、甲颏距离、颈部长度、颈围、有无浓密的胡须、面颈部畸形等。了解是否存在困难插管史、鼾症及阻塞性睡眠呼吸暂停低通气综合征（obstructive sleep apnea-hypopnea syndrome，OSAHS）、头颈部放疗史、类风湿关节炎等。

◦ 呼吸系统：听诊有无哮鸣音、湿啰音、呼吸音减低或异常；观察有无发绀或杵状指；有无呼吸急促或胸廓异常活动和畸形。

○ 心血管系统：除检查血压、脉搏、皮肤黏膜颜色等外周循环外，要注意心脏听诊和叩诊；评估有无颈静脉怒张、腹水、肝大或下肢水肿。有心律失常者，需用心电图确诊其性质并予以治疗。评估有无静脉穿刺困难。对于曾经接受头颈放疗、卒中及短暂性脑缺血发作的患者需听诊颈动脉杂音。观察下肢有无肿胀和疼痛，必要时结合超声检查早期识别有无深静脉血栓。

○ 脊柱：注意脊柱有无畸形、局部感染或皮下瘀斑，特别是穿刺部位或邻近部位感染。

○ 神经系统：了解 UBE 手术患者术前已经存在的神经系统异常情况。

麻醉和手术风险判断

• 对患者的病情和体格情况的评估多采用美国麻醉医师协会（ASA）的标准将患者分为 6 级，见表 4-1-1。第 Ⅰ、Ⅱ 级患者的麻醉耐受力一般良好；第 Ⅲ 级患者对接受麻醉存在一定的危险，麻醉前需尽可能做好充分准备，对麻醉中和麻醉后可能发生的并发症要采取有效措施积极预防；第 Ⅳ、Ⅴ 级患者的麻醉危险性极大，充分、细致的麻醉前准备尤为重要。

表 4-1-1　ASA 麻醉病情评估分级

分级	标准
Ⅰ 级	正常健康患者
Ⅱ 级	轻度系统性疾病，尚无重要器官功能受限
Ⅲ 级	系统性疾病，伴有重要器官功能受限
Ⅳ 级	严重系统性疾病，且经常面临生命威胁
Ⅴ 级	垂死，不手术不能存活的患者
Ⅵ 级	脑死亡患者，其器官供移植用

知情同意

• 向患者解释麻醉方案、相关风险后，患者认可并签字，就获得了知情同意。目的是向患者提供使其做出合理选择所需要的信息。解释麻醉计划和可能的并发症对于建立良好的医患关系是非常重要的，并可预防以后可能发生的纠纷。

各系统功能评估

心血管系统

• 随着医学发展，先天性心脏病大多数在早期就已经得到治疗，日常手术患者中最常见的是冠状动脉粥样硬化性心脏病，并且成为围手术期死亡的主要原因。麻醉和手术前评估与准备的关键是正确评估心功能的状况和切实改善心功能。

• 心功能测定：术前心功能状态可反映患者对手术麻醉的耐受程度。测定心功能方法很多，最简单实用的是根据心脏对运动量的耐受程度进行的心功能分级（表 4-1-2）。麻醉医生还可以通过一些简易的床旁试验来判断患者当前的心肺储备能力，如吸屏气时间、爬楼梯试验或者 MET 体能指数测定等。

表 4-1-2　心功能分级

分级	标准
Ⅰ 级	体力活动不受限。日常体力活动不引起疲劳、心悸、呼吸困难或心绞痛
Ⅱ 级	体力活动轻度受限。休息时感觉舒适，日常体力活动可引起疲劳、心悸、呼吸困难或心绞痛
Ⅲ 级	体力活动明显受限。休息时感觉舒适。小于日常体力活动即引起疲劳、心悸、呼吸困难或心绞痛
Ⅳ 级	轻微活动都引起不适。甚至静息时也可出现心功能不全症状或心绞痛。如进行任何体力活动，则不适感增强

• 冠状动脉粥样硬化性心脏病。主要危险因素包括：①充血性心力衰竭史；②不稳定性心绞痛；③陈旧性心肌梗死（<6 个月）；④高血压；

⑤心律失常；⑥曾接受过心脏手术。次要危险因素：①糖尿病；②吸烟；③高脂血症；④肥胖；⑤高龄。应在术前尽可能控制可改善的危险因素，将心功能调整至最佳状态。ACCF/AHA 指南建议 7 天内发生急性心肌梗死的患者应当推迟择期手术。近期心肌梗死（术前 7~30 天内）如果症状持续或负荷试验结果显示心肌缺血征象，也应推迟手术。

• 高血压：术前评估主要明确高血压病因（原发性还是继发性）、目前血压控制情况，以及有无终末器官损伤。UBE 手术患者术中可能需要采取控制性降压，术前血压控制欠佳或术前已存在终末器官损伤的患者更容易出现脏器供血不足，从而增加并发症的发生。一般推荐严重高血压（舒张压 >115 mmHg 或收缩压 >200 mmHg）应推迟择期手术。

• 心律失常：窦性心动过缓若为病窦综合征所致，则宜做好应用异丙肾上腺素和心脏起搏的准备。

○ 症状严重或有器质性心脏病或发作频繁的室上性心动过速，除病因治疗外，麻醉前应控制急性发作，控制后宜定时服药预防再次发作。偶发房性或室性期前收缩一般不影响麻醉的实施。如室性期前收缩系频发（>5 次 / 分），或呈二联律、三联律或成对出现，或系多源性，或室早提前出现落在前一心搏的 T 波上（R-on-T），易演变成室性心动过速和心室颤动，需对其进行治疗，择期手术宜推迟。

○ 心房颤动麻醉前宜将心室率控制在 80 次 / 分左右，至少不应超过 100 次 / 分。

○ 右束支传导阻滞多属良性，左束支传导阻滞多提示有弥漫性心肌损害，一般在麻醉中并不会导致血流动力学紊乱。左前分支较易发生阻滞，左后分支较粗，有双重血液供应，如出现阻滞多表示病变较重。双分支阻滞患者有可能出现三分支阻滞或发展成为完全性房室传导阻滞，对这类患者施行麻醉宜进行心脏起搏的准备，不宜单纯

依靠药物。

○ 一度房室传导阻滞和二度 I 型房室传导阻滞（或称莫氏 I 型）一般无需特殊处理。二度 II 型（莫氏 II 型）和三度房室传导阻滞的患者除非继发于可逆性原因（如缺血或药物），否则需要安装起搏器。

• 手术患者术前服用各类治疗药物，如抗高血压药、抗心绞痛药（如 β 受体阻滞剂）、抗心律失常药、洋地黄类药物，一般不主张麻醉手术前停药，否则会导致反跳性心率增快或血压增高。

呼吸系统

• 明确有无呼吸道的急慢性感染、哮喘等病史。对于并存有慢性阻塞性肺疾病（COPD）的患者，术前需通过各项检查，如胸部影像学检查、肺功能试验、血气分析等来评估患者肺功能。对于呼吸道感染症状严重者，尤其有合并症（如哮喘、心脏疾病）时，应将择期手术推迟至少 4 周。两者之间是否继续进行手术需要具体问题具体分析。对合并有慢性呼吸系统感染者，术前尽可能使感染得到控制。哮喘患者术前可应用支气管扩张药和皮质激素来降低其危险性。对于 COPD 患者术前准备的原则是：①控制呼吸道感染；②清除气道分泌物；③治疗支气管痉挛；④改善呼吸功能；⑤提高患者的运动能力和耐受力。已发展为肺源性心脏病的患者，还应注意控制肺动脉高压，改善心功能。吸烟者术前应常规停止吸烟至少 2 周。但有证据表明，停止吸烟 4 周以上，才可能有效地减少术后肺部并发症的发生。

• OSAHS 患者的围手术期麻醉管理，尤其是气道管理，非常困难。其定义为睡眠期间反复发作的阻塞性呼吸暂停低通气，伴有日间嗜睡，情绪改变，心肺功能改变。大约有 2%~4% 的中年人患有此疾病，且常见于肥胖患者。

• 术前可行 STOP-Bang 评分（表 4-1-3）筛查 OSAHS 患者，并推荐行持续气道正压通气

(continuous positive airway pressure，CPAP) 或双相气道正压通气（bilevel positive airway pressure，BIPAP）治疗。未诊断的 OSAHS 患者和不能耐受 CPAP 治疗的患者术后呼吸循环系统并发症的发生率较高，而能够很好同步 CPAP 治疗的患者，术后相应并发症的发生率较低。

表 4-1-3　STOP-Bang 评分（睡眠呼吸暂停筛查）

S=Snoring	是否打鼾，比讲话声音大，或在隔壁房间可以听到？
T=Tiredness	是否经常疲倦，或白天嗜睡？
O=Observed Apnea	是否有人观察到你在睡眠中呼吸暂停？
P= Pressure	是否有高血压？
B=BMI	体重指数 >35 kg/m^2 ？
A=Age	年龄 ≥ 50 岁？
N=Neck size	颈围 >40 cm ？
G=Gender	男性？

注：≥ 3 个问题回答"是"，OSAHS 高危；<3 个问题回答"是"，OSAHS 低危。

中枢神经系统

• 近期发生卒中或短暂性脑缺血发作的患者容易发生围手术期卒中，术前需完善相关检查及评估。急性脑卒中后与择期手术之间需要等待的时间尚无定论。有研究者主张合适的等待时间为 1~3 个月。部分 UBE 手术患者为老年人，需关注术前是否存在认知功能障碍及其危险因素，以及有无抑郁症等。对于抑郁症患者，要注意是否其长期服用抗抑郁药物，特别是单胺氧化酶抑制剂，建议长期服者可用至手术当天，但应注意单胺氧化酶抑制剂与麻醉药物（如哌替啶、麻黄碱）间的相互作用，同时应避免兴奋交感神经系统的事件发生。伴有中枢及外周神经系统合并症的患者，应详细了解术前已经存在的神经系统异常情况，有助于术中摆放体位，也便于与术后对比，从而明确有无新发缺陷。但是应慎用椎管内麻醉，以免与其神经并发症混淆。

凝血功能与抗凝治疗

• 术前应常规检查凝血功能。着重了解患者有无异常出血的情况。根据检查结果明确引起出血的原因及并发症情况，以便在术前准备中给予相应的病因及全身支持治疗。

• 抗凝药已成为治疗心血管疾病和预防围手术期静脉血栓的常规疗法，在选择椎管内麻醉时要特别加以注意，一旦发生硬膜外血肿，后果十分严重。一般认为，肝素类的抗凝药手术前应停用，停药后经 4~5 个半衰期，可全部从体内排出。华法林术前须停药 4~5 天，使国际标准化比值（INR）降至 1.5 以下，必要时加用维生素 K。阿司匹林是血小板抑制药，其抑制作用是不可逆的，但目前认为阿司匹林无需术前停药，特别是对近期行冠状动脉球囊扩张或放支架的患者，常采用双抗法抗凝治疗（氯吡格雷和阿司匹林）。如果手术要求必须停用阿司匹林和氯吡格雷，择期手术应推迟：金属裸支架 4~6 周，药物涂层支架 12 个月。氯吡格雷通常在术前需要停服 7 天。对于术前停用抗凝药有风险的手术患者，低分子肝素可成为良好的替代。在椎管内麻醉前，治疗量的低分子肝素停 24 小时，预防量停 12 小时。

• 某些患者发生围手术期静脉血栓栓塞的风险较高。近期动脉或深静脉血栓需要在围手术期进行干预或推迟手术。择期手术前进行 3 个月的抗凝治疗比较理想。

其他方面

• 麻醉手术前应改善患者的全身情况，包括：改善营养状况，纠正贫血和水、电解质紊乱；术前思想和精神状态的准备；增加对麻醉和手术的耐受能力。

• 糖尿病患者术前空腹血糖控制在 7.7 mmol/L 以下，最高不应超过 11.1 mmol/L。美国糖尿病协会推荐 HbA$_{1c}$ 目标值低于 7%。

• 轻中度肝功能异常者应在术前准备中注意

对肝功能的保护和改善，一般不致成为麻醉和手术的禁忌。重度肝功能不全者不宜行手术治疗。

· 终末期肾病患者常伴有其他脏器系统的病变，如高血压、动脉硬化、贫血、代谢和内分泌紊乱等，应在围手术期适时进行透析治疗。术后肾功能不全是手术患者围手术期发生死亡的重要原因之一。影响围手术期肾功能的危险因素很多，包括：①术前肾功能储备降低，如并存有糖尿病、高血压、肝功能不全者；②与手术相关的因素，如长时间手术、大量失血等；③麻醉和手术中可能造成肾损害的因素，如低血压、低血容量及抗生素等。因此，术前应正确评估患者的肾功能，认真做好术前准备和适当治疗，并针对导致肾功能不全的危险因素制定预防措施以保护肾功能。

· 择期手术中除局麻外，不论采取何种麻醉方式均需常规禁食，以避免反流误吸、窒息等意外的发生。胃排空时间正常人为4~6小时（表4-1-4），情绪激动、恐惧、焦虑或疼痛不适等可使胃排空显著减慢。

表4-1-4　术前禁食指南

最短禁食时间	食物
2 小时	清饮料包括清水、糖水、无渣果汁、碳酸饮料、清茶及黑咖啡（不加奶），但不包括含酒精类饮品（≤ 5 mL/kg 或总量 ≤ 400 mL）
6 小时	牛奶等液体乳制品，淀粉类固体食物
可能需要更长时间，一般 ≥ 8 小时	油炸、脂肪及肉类食物

· 除以上指南外，医生必须考虑到延长胃排空的可能因素，如糖尿病、食管裂孔疝、胃食管反流、肥胖（有争议）。

二、麻醉管理

术前药物器具等准备

药品准备

• 常用的麻醉药品；应根据患者的特殊情况准备术中可能要用的治疗药物，如血管活性药、抗心律失常药、止血药等。

• 抗生素：切皮前 30 分钟输注。

设备准备

• 不管是全身麻醉还是椎管内麻醉，麻醉机常规必备。

• 术前做好气道评估，困难气道相关物品应准备。

• 全身麻醉时呼吸末二氧化碳监测。

• 肌松监测。

• 有创血流动力学监测。

• 脑氧饱和度（Sct O_2）或脑电双频指数（BIS）监测。

体位

• 手术通常采用俯卧位，极易造成各种创伤（表4-2-1），需注意气道的保护，防止气管导管扭曲脱落，防止头垫对眼部周围软组织的直接压迫，患者的固定支架必须仔细安置，注意四肢和颈部位置，避免过度伸展和屈曲，可在上胸部放置腋垫来缓解对腋动、静脉的压迫，在改变体位时尤其需要注意。

表 4-2-1　俯卧位麻醉的特殊问题

呼吸道	• 气管导管扭曲或移位 • 长时间手术后上呼吸道水肿引起术后呼吸受阻
血管	• 上肢动静脉闭塞（手指脉搏氧饱和度监测） • 髋关节极度屈曲引起股静脉扭曲，可致术后深静脉血栓形成 • 腰椎板切除术中，腹压增加可升高硬膜外静脉压，易致术中出血
神经	• 臂丛牵拉或受压 • 鹰嘴内侧受压造成尺神经压迫 • 腓骨头受压造成腓总神经压迫 • 髂嵴受压造成股外侧皮神经受损
头颈部	• 颈屈曲过度或伸展过度 • 眼部受压可引起视网膜受损 • 眼部干燥或缺乏遮盖可引起眼角膜擦伤 • 头垫可引起眶上神经的压迫损伤 • 颈过度旋转致臂丛受损和椎动脉扭折
腰椎	• 脊柱过度前凸可导致神经受损

麻醉方法选择

• 可选择局麻、椎管内麻醉或全身麻醉。如果术中需要控制性降压，则必须选择全身麻醉。诱导方法取决于患者的病情，预期气道管理问题（误吸的风险、困难插管或气道不畅）。对颈部活动受限的患者，可选择清醒插管或者纤维支气管镜引导下气管插管。术中要求麻醉平稳，可根据患者情况选择全凭静脉麻醉或静吸复合麻醉。适当的麻醉深度、满意的肌肉松弛及适当的控制性降压可获得良好的术野，有利于手术操作，提高手术精确性，缩短手术时间。在摆放患者手术体位时应有条不紊地进行，对患者的各种管路（静脉、动脉、气管导管、导尿管等）进行保护；患者的颈部、各关节要防止过度伸展和旋转；肢体不可悬空放置；保护眼、前额、面颊，以防压迫性缺血和神经损伤。

术中麻醉管理要点

循环管理

- 需采用有创动脉穿刺置管测压，精准调零。
- CVP 可作为补液速度和补液量的指标。
- 控制性降压：UBE 术中磨钻或咬骨钳处理骨面时，可出现骨面大量渗血的现象，难以用传统的止血方法控制出血，可以采用控制性降压技术减少骨面渗血，使手术视野干净、暴露良好，便于手术操作，缩短手术时长。术中控制性降压是指在全身麻醉下的手术期间，在保证重要脏器氧供情况下，采用降压药物与技术等方法，人为地将平均动脉血压（MAP）减低至基础血压的70%。终止降压后血压可迅速恢复至正常水平，不产生永久性器官损害。该技术不适用于心、脑、肾功能不全、心功能不稳定、未控制的高血压、贫血、低血容量的患者。控制性降压通过降低外周血管阻力使动脉血压下降，组织器官血流量是否减少是关键，因为稳定的心输出量对维持组织的血流灌注量十分重要。另外，足够有效的循环容量是维持器官血流充分灌注的必要条件，控制性降压手术过程中定时评估血管内液体容量，以维持器官最理想的功能状态。控制性降压的方法很多，包括联合使用高剂量强效吸入麻醉药、大

剂量阿片类镇痛药、血管扩张药（硝普钠、硝酸甘油）、β 受体阻滞剂等药物。不管使用何种药物进行降压，血压降低的幅度一直存在争议，应以不影响重要器官的血流灌注为前提条件。因此，除需要具有熟练的技术外，还必须掌握其有关基础理论知识，严格掌握适应证和禁忌证。在控制性降压期间，必须注意以下问题。

◦ 麻醉要求：做到麻醉平稳，全身麻醉必须达到一定的深度。麻醉医生必须具备熟练的麻醉技术和正确处理病情的能力，并要求术者充分配合，以确保安全。

◦ 失血量：在控制性降压中出现低血容量易导致组织灌注不足，因此，术中尽量精确估计失血量，及时适量补充，严防发生低血容量。必须保持静脉通道通畅。

◦ 降压幅度：不能单独以血压下降的数值或术野不出血作为控制性降压的标准，必须按照患者的具体情况、结合手术的要求，并参考心电图、脉压、血氧饱和度、中心静脉压等指标作全面的衡量。在满足术者要求的前提下，应尽可能维持较高的血压水平，并注意防止降压速度过快，以使机体有一个调节适应过程。

◦ 手术体位：在控制性降压中，改变体位将促使血液潴留于下垂部位，导致有效循环血容量相对减少。

◦ 通气与氧合：控制性降压期间，肺分流和无效腔均可能增加，因此供氧必须充分，确保潮气量和每分钟通气量略大于正常，确保 $PaCO_2$ 在正常范围内。

◦ 监测：为保障安全，在控制性降压过程中必须进行全面监测，降压时间长、降压幅度大时必须行有创动脉压连续监测，还应监测心电图、血氧饱和度、中心静脉压、失血量、尿量，并根据情况定期做动脉血气分析。尿量是简单而重要的监测指标，降压期间应保持 1 mL/（kg·h）以上尿量。

◦ 停止降压：手术重要步骤结束后，即逐渐停

止降压，待血压回升至接近原水平后，应仔细观察术野，进行彻底止血，同时防止反跳性高血压的发生。

- 术中监测心电图：监测心律、心率，有无心肌缺氧或传导阻滞，这在控制性降压期间尤为重要。控制性降压期间随动脉压下降，会反射性地引起心动过速，使心室舒张时间缩短，冠脉血流进一步降低，对缺血性心脏病患者极为不利，使心肌缺血进一步恶化。

呼吸管理

- UBE 手术通常需俯卧位，该体位会造成胸腹部受压，限制呼吸时胸廓的运动，引起限制性通气障碍，导致气道阻力增加，肺动态顺应性下降，特别是肥胖患者可引起肺活量下降，严重时可致二氧化碳蓄积、低氧血症等并发症，因此术中必须加强对呼吸道的管理和监测。

- 肺保护性通气策略适合于该类患者，即采用小潮气量联合低水平呼气末正压通气、间断的肺复张可以改善俯卧位下通气引起的问题。俯卧位肺保护性通气策略呼吸参数可设置为氧浓度 ≤ 60%，小潮气量通气是肺保护性通气的基本要素之一，建议潮气量 6~8 mL/kg (PBW)，呼吸频率 12~18 次 / 分，维持呼末二氧化碳分压 35~45 mmHg，专家组推荐呼气末正压 (PEEP) 起始设置为 5 cmH$_2$O，随后进行个体化调整，吸呼比 1:2，每隔 30 分钟进行一次肺复张（首选呼吸机驱动的肺复张手法），术中动态监测血气分析、呼吸力学参数，根据监测结果个体化设置和优化呼吸参数。

- 控制性降压过程中因肺血管扩张，肺动脉压降低，引起肺内的血流重新分布，可出现肺泡通气与血流之间的比例失调。因此控降时适当增加患者的潮气量和吸入氧浓度，维持心排血量恒定，以保证血氧饱和度和血液 pH 无显著改变。

- ETCO$_2$ 监测：可反映循环功能、肺血流情况等；监测气管导管位置、机械通气时参数设置是否合理等；降压期间，避免低碳酸血症，以防

冠脉血流进一步降低。

肌松管理

- UBE 术中有较高的肌松要求，充分的肌肉松弛可以获得良好的操作空间，肌松效应的强度和维持时间应以满足手术要求为目标，对肌松要求较高的精细手术，应达到肌颤搐 100% 抑制，强直刺激后单刺激肌颤搐计数在 3 以下。因此可采用肌松监测评价药物作用程度、时效等。术中肌松监测可以科学合理地使用肌松药，减少不良反应的发生，以及在手术结束时及时正确地使用拮抗药，逆转肌松药的残余作用。

麻醉深度管理

- 麻醉深度的观察和管理是麻醉期间的主要任务之一。理想的麻醉深度应该是保证患者术中无痛觉和无意识活动，血流动力学稳定，术后苏醒完善且无术中知晓。目前较为成熟的是频谱分析法，其主要指标为双频指数（bispectral index，BIS）和边缘频率（spectral edge frequency，SEF），临床研究表明 BIS 和 SEF 能较好地判断麻醉镇静深度。BIS 把麻醉深度进行了量化处理，其监测范围为 0~100，数值越小，麻醉深度越深，反之亦然。手术期间麻醉深度应为 40~60。监测 BIS 能较准确地监测麻醉诱导、手术切皮、手术进行中的麻醉深度，同时也可以监测患者镇静水平和苏醒程度等。

体温管理

- 正常的体温是机体进行新陈代谢和维持正常生命活动的必要条件，人体通过自主性和行为性体温调节功能维持体温的恒定。UBE 手术需要大量灌注液冲洗，由于手术时间长，环境温度过低，加之麻醉期间行为性体温调节能力丧失，围手术期普遍存在体温失衡的现象。术中体温的降低对患者的凝血功能将产生负面影响，增加术中出血。体温监测可取鼻咽温或肛温，适当应用保

温毯、覆盖敷料、输液加温等方法维持患者体温正常水平。加强麻醉期间体温监测，对预防和处理与体温相关的并发症非常重要。低温的预防和治疗包括：①维持或升高周围环境温度；②覆盖暴露的表面；③静脉输入温液体；④使用紧闭或低流量半紧闭麻醉环路；⑤加热湿化器；⑥加热毯；⑦温灌注。

尿量

• 尿量是循环容量状态及组织灌注是否充分的良好指标。控制性降压过程中血压过低，影响肾脏血供和氧供，患者尿内可能有蛋白、管型和红细胞，也可并发少尿或无尿。患者术中尿量应大于 1 mL/（kg·h）。

血气、电解质监测

• 围手术期维持血气、电解质平衡非常重要，尤其在实施控制性降压期间，应及时发现和纠正患者内环境紊乱。

术中特殊情况及预防处理

心律失常

• 围麻醉期心律失常原因很多，可分为两类：一是麻醉前已存在心律失常，二是麻醉手术期间及术后出现的心律失常。后者常与麻醉用药、麻醉管理、手术刺激、术后管理及患者情况有关。发生率为 60% 以上，在麻醉诱导期、维持期、终止及术后均可发生。

• 术中常见心律失常病因分析与处理如下。

◦ 术中常见心律失常为心动过速、室性早搏、房颤等。心动过速常与缺氧、电解质异常、二氧化碳蓄积、麻醉镇痛深度过浅、低血容量、急性大量失血、心肌缺血等有关，对上述原因需鉴别与排除，在排除上述原因后，可给予艾司洛尔试验性治疗。对于除外心房血栓后的新发快速房颤，

出现严重心动过速且合并严重低血压时，可以考虑同步电复律治疗。

◦ 术中出现室性早搏的患者，多与心肌氧供需失衡致心肌缺血发生有关，需要排除引起心肌缺血的各种原因，以重新优化血流动力学指标逆转不利的心肌氧供需平衡指标。对于心肌氧供需平衡指标优化后，仍然存在室性早搏的患者，可考虑经静脉给予利多卡因 1.5~2.0 mg/kg。如果仍然无效，可以考虑静脉给予胺碘酮负荷剂量 150 mg，输注时间超过 15 分钟，随后持续输注胺碘酮 1.0 mL/（kg·h）直至室性早搏消失。

◦ 对于术前合并肥厚性心肌病的患者，特别是肥厚性梗阻性心肌病的患者，术中低血压和并发的心律失常可能与过强的心脏收缩有关。逆转此类心律失常和低血压，可在排除麻醉过浅、二氧化碳蓄积、缺氧等因素后，给予连续输注 β 受体阻滞剂处理或者联合给予去氧肾上腺素治疗，同时应注意避免容量不足。

◦ 术中急性房颤发生率较低，但术前为慢性房颤的手术患者在逐渐增加，此类患者术中容易由慢性房颤转化为急性房颤。出现急性房颤后，应该寻找导致快速房颤的病因，如有无缺氧、二氧化碳蓄积、麻醉过浅、电解质异常、输液过度导致左心房压力过高等因素。在除外病理性因素后，可以给予艾司洛尔或胺碘酮治疗。如果快速房颤已经导致严重低血压发生，可以考虑同步电复律治疗。

◦ 心搏骤停与心室纤颤：这是麻醉和手术中的严重的意外事件。两者都使心脏失去其排血功能，致全身血液循环陷入停顿状态。心搏骤停可根据血压忽然不能测得、脉搏消失、听不到心音、面色苍白、瞳孔散大等症状及时诊断。心搏骤停的原因错乱复杂，但多发于已有心肌缺氧（如冠心病）、低血容量、高碳酸血症、高钾或低钾血症、体温过低的患者，麻醉深浅不当、呼吸道梗阻、强烈的手术刺激、内脏的牵拉都可以成为触发原因。心搏骤停的处理包括气管插管、给氧、人工

呼吸、心脏按摩、强心针、升压药、头部降温和脱水以降低颅内压等一整套措施。

空气栓塞

- 脊柱后路手术静脉气体栓塞原因：
  ○ 硬膜外和椎旁的静脉丛没有瓣膜。
  ○ 俯卧位体位、手术野与右心房产生足够的压差。
  ○ 脊柱矫形创面大、血管暴露机会增大。
  ○ 许多亚临床的气栓未见报道，其报道的发生率远低于实际情况。
- 空气栓塞监测方法：
  ○ 经胸多普勒超声：最敏感的非侵入性监测方法，可以探测到低至 0.05 mL/kg 的空气。
  ○ 经食道超声心动图（TEE）：最敏感的侵入性监测手段，可以探测到低至 0.02 mL/kg 的空气。
  ○ 肺动脉导管：发生空气栓塞时可发现肺动脉压力（PAP）升高。
  ○ 呼气末氮气测定监测：空气栓塞时呼气末氮气升高。
  ○ 由于肺血管气体栓塞导致的无效腔样通气，$EtCO_2$ 下降。
  ○ 高碳酸血症。
  ○ 心脏听诊闻及磨轮样杂音。
- 术中预防更重要：对可能引起气体栓塞的手术步骤保持警惕，术野正常情况下出血量的缓慢减少往往提示术野压力的降低。术野有气泡是一种危险征象，需要重视与手术医生的密切沟通。
- 治疗手段：
  ○ 防止气体进入血管，用生理盐水浸没术野。
  ○ 纯氧吸入，停止使用 N_2O。
  ○ 降低气栓堵塞程度：体位变化，即左侧卧位和头低脚高位。
  ○ 心肺复苏和胸前区按压。
  ○ 中心静脉导管置入右心房内气体抽吸。
  ○ 血管活性药物应用：多巴酚丁胺、肾上腺素、去甲肾上腺素。

○ 高压氧治疗。

类脊髓高压综合征

- 表现为烦躁、疼痛、血压骤升，全身麻醉可掩盖其表现。治疗首先要立即使患者保持制动，防止因继续活动导致脊髓出现进一步的损伤，并且要根据患者的情况做适当的颅骨牵引。其次使用激素药物来进行治疗，达到稳定细胞膜的作用，同时消除水肿。还可以使用一些脱水的药物来进行治疗，如静脉点滴甘露醇。对于有条件的患者可以接受高压氧，也可以起到一定的治疗作用。

麻醉苏醒期常见并发症及其防治

术后苏醒

- 苏醒过程不应操之过急，避免为加快苏醒过早的停药，有时可能因为停药过快，发生知晓，给患者造成不良心理影响。
- 全麻后拔除气管导管是麻醉苏醒期的关键时刻。拔除气管导管的主要临床指征包括：患者自主呼吸恢复且肌力满意，胸廓呼吸动度良好，呼吸频率 12 次 / 分以上，潮气量 ≥ 6 mL/kg；血压、心率平稳；意识基本恢复，呼之能睁眼，能完成指令动作；呛咳、吞咽等保护性反射活跃；充分吸痰和给氧。满足这些基本的临床指征时，才能拔除导管。拔管后如出现舌后坠、上呼吸道部分梗阻时，可放置口咽或鼻咽通气道，面罩供给高流量纯氧。当患者存在明显血流动力学不稳定、低体温、呼吸抑制、意识恢复延迟等情况时，应选择保留气管导管，直至情况好转后再拔管，或带气管导管入 PACU/ICU 进一步复苏治疗。

术后常见并发症及其防治

- 血流动力学和心血管并发症：
  ○ 高血压：在全麻恢复期，随着麻醉药物作用消退和意识恢复，患者逐渐能感到疼痛或其他不适，此时极易出现高血压和心率过快。常见原因有：吸痰和拔管的刺激、原有高血压等并存病、疼痛、缺氧或二氧化碳蓄积、躁动、升压药使用不当、液体量过负荷等。预防高血压和心动过速的措施有：拔管前充分镇痛，如给予小量舒芬太尼（10 μg）、曲马多（1.0 mg/kg）以及静脉滴注小剂量利多卡因（1.5 mg/kg）等；减少吸痰刺激，吸痰时间不要太长，动作要轻柔；预防躁动等。当血压升高和心率加快时，可酌情给予：① β_1 受体阻滞剂；②乌拉地尔（压宁定）；③钙通道阻滞剂，可有效控制血压；④血压持续升高时，可给予硝酸甘油，无效时可考虑使用硝普钠控制血压。

低血压：术后低血压常见情况包括低血容量性（前负荷降低）、分布性（后负荷降低）和心源性（自身泵衰竭）。①低血容量引起的低血压是PACU中最常见的原因，这种低血压对静脉输液反应良好。②血液分布性休克可能是多种生理紊乱的结果，包括医源性交感神经阻断、危重病、过敏反应和脓毒症。血管扩张导致低血压，原因包括神经阻滞麻醉、残留的吸入麻醉药、低温后复温、输血反应、肾上腺功能不全、过敏、全身炎症反应、毒血症、近期使用肾素—血管紧张素—醛固酮系统调节药物，以及使用血管扩张药。低血容量可加剧血管扩张引起的低血压，但单独依靠输液不能完全恢复血压，需要采用α受体激动药，如去氧肾上腺素、去甲肾上腺素和肾上腺素。③导致术后明显低血压的心源性因素包括：心肌缺血与心肌梗死、心肌病、心脏压塞和心律失常。在PACU，如怀疑心肌缺血或梗死时，应检测血清肌钙蛋白水平，在获得测定肌钙蛋白的血样以及12导联心电图后，必须采取适当的心电监护，并请心内科会诊。

心律失常：围手术期心律失常通常是短暂、多因素的。可逆因素包括低氧血症、通气不足及高碳酸血症、内源性或外源性儿茶酚胺、电解质紊乱、酸中毒、液体负荷过重、贫血和药物戒断

综合征。治疗心律失常的紧迫性取决于心律失常所致的生理变化结果，主要是低血压或（和）心肌缺血。快速性心律失常可减少冠状动脉灌注时间，增加心肌氧耗。其影响取决于患者原有心脏功能，对冠心病患者的危害最大。而心动过缓对心脏每搏量固定患者的危害比较大，大多数情况下，应首先明确病因并纠正已存在的异常情况（如低氧血症或电解质紊乱）。考虑治疗方案时，还须考虑对心肌缺血或肺栓塞发生的影响。

• 舌后坠及呼吸抑制：

◦ 麻醉恢复期，因麻醉药物作用未完全消除，特别是肌松药残余，患者可能会出现舌后坠，导致气道梗阻，甚至呼吸抑制。舌后坠主要表现为呼吸音（吸气有鼾音）和胸廓呼吸运动减弱或异常，喉头拖曳现象，"吸气三凹征"现象，并伴血压高、心率快等。主要处理方法是放置口或鼻咽通气道、托起下颌、充分吸痰、面罩吸氧等。呼吸抑制主要表现为呼吸频率慢、潮气量小、$PetCO_2$ 升高等，处理方法可采用面罩或喉罩人工辅助通气，必要时重新行气管内插管给予机械通气。

• 术后躁动、谵妄：

◦ 现代麻醉药物多数作用时间较短，停药后较短时间内患者即可被唤醒，但并不意味着苏醒质量好，有些患者会表现出躁动不安、意识模糊、嗜睡和定向障碍，其发生机制尚待研究。术后躁动、谵妄的影响因素很多，如年龄、术前患者情绪及是否有脑功能障碍、药物参与作用影响、术中循环呼吸功能不稳定、术后疼痛、尿潴留及置入尿管等，均可导致躁动、谵妄的发生。术后谵妄临床分为3型，其中躁动性谵妄危害大，患者躁动，具有攻击性，护理难度大。虽然随着脊柱手术发展进步，许多重症脊柱患者得到了良好的处理，但脊柱术后躁动性谵妄不容忽视。

◦ 防治措施主要是：术后给予恰当的镇静、镇痛治疗，维持循环、呼吸系统功能稳定；同时去除诱因，如尿潴留；另外还要注意加强护理，避

免出现意外损伤。

• 术后寒战：

◦ 术后寒战是指麻醉后苏醒期，患者出现的不随意的肌肉颤动。寒战是全身麻醉后最常见的并发症之一，发生率高达 50%～65%。全麻术后寒战除增加患者不适外，还会增加机体的耗氧量，并增加心、肺负担，干扰临床的正常监测，从而延长麻醉复苏时间。对于创伤大，持续时间长（＞3 小时）的手术，例如骨科脊柱手术，发生寒战的概率则可能更高。

◦ 主要原因有：手术室温度低，未使用保温装置；术中输注低温液体或用冷液体冲洗、体温散失过多；手术时间过长等。某些药物也可能对术后寒战发生影响，如术前或术中使用抗胆碱药和苯二氮䓬类药物的患者寒战较少发生。

◦ 寒战使机体耗氧量增加，易导致低氧血症和酸中毒。因此，围手术期应积极预防和处理体温过低。提高和保持手术室温度不低于 24℃，术中使用升温毯及其他变温装置，静脉输液、血制品及冲洗液提前加温等。当出现寒战时，可给予小剂量杜非合剂、曲马多，也可试用小剂量激素（如地塞米松 5 mg）等。

• 苏醒延迟：

◦ 术后苏醒延迟是指全身麻醉停止给药后 90 分钟，排除脑血管意外，患者仍然意识不清，即指令动作、定向能力和术前记忆未恢复等，导致脱机困难，增加术后风险。

◦ 苏醒延迟的大致原因有：阿片类药物的残余镇静作用、吸入麻醉药的残余镇静作用、术前药或止吐药的作用、高碳酸或低碳酸血症、低氧血症、低体温、大脑灌注低、低血糖或高血糖、高渗或低渗状态、原有合并症、中枢神经系统事件等。

◦ 处理方面，主要是根据具体情况具体分析原因，有针对性地处理。如麻醉药物引起，一方面加强护理，维持呼吸道通畅和血流动力学平稳，待其慢慢恢复；另一方面，可酌情给予拮抗，如

可用纳洛酮拮抗麻醉性镇痛药；用氟马西尼拮抗苯二氮䓬类药；如怀疑残余肌松药，可用阿托品和新斯的明拮抗等。但一定要排除其他可能的少见原因，如糖代谢紊乱、水电解质紊乱—酸碱失衡、肾上腺皮质功能异常、脑血管意外等。当疑似脑血管意外时，应积极通过影像学检查，进一步诊断或予以排除，避免延误病情。

• 术后恶心呕吐：

◦ 术后恶心呕吐（postoperative nausea and vomiting，PONV）是手术常见并发症之一，定义为"术后 24 小时内发生的恶心、呕吐"。一般患者发生率约为 30%，而具有高危因素的患者发生率可达 80%。

◦ PONV 不仅可以导致患者住院时间延长，甚至是一种比疼痛更令患者苦恼的事件。能有效减少 PONV 的止吐药物有赛克力嗪、苯海拉明、氟哌利多、地塞米松、甲氧氯普胺、昂丹司琼、多拉司琼、托烷司琼和格拉司琼。

• 术后急性疼痛：

◦ 术后急性疼痛与一般的急性伤害性疼痛不同，术后急性疼痛会出现周围和中枢神经系统敏化的疼痛症候群表现。术后急性疼痛控制不佳会引起一系列并发症，影响患者早期与晚期预后。

◦ 充分的镇痛应从术前开始，并持续到术中和 PACU。镇痛方法包括：①阿片类药物（静脉或硬膜外）是术后镇痛的主要手段；②非甾体抗炎药（NSAID）和对乙酰氨基酚可以作为阿片类药物的有效补充用药；③辅助镇痛药包括解痉药（环苯扎林）和小剂量的苯二氮䓬类药物；④与间断给予镇痛药相比，患者静脉自控镇痛更能使其满意。

• 术后失明：

◦ 术后失明（postoperative vision loss，POVL）是一种罕见的、毁灭性的、难以逆转的并发症，在普通外科患者中，术后发生率为 0.001%，而脊柱手术后发生率高达 0.2%，并且颈椎、胸椎、腰椎术后均有出现 POVL。

○ 术后失明的症状和体征可能很隐匿，常被误认为是麻醉药的残余作用。一旦患者主诉眼痛、无光感、完全或部分视野缺损、视敏度降低或瞳孔反射消失，必须立请眼科医生进行评估。长时间俯卧位手术并且大量失血的患者发生缺血性视神经病变的风险较高。此外，脊柱手术中一些因素，包括男性、肥胖、Wilson 框架的使用以及围手术期液体管理，都会提高风险。麻醉医生在制订麻醉计划时，应仔细考虑缺血性视神经病的危险因素。麻醉医生应考虑告知患者，长时间、俯卧位、预计出现大出血的手术存在失明的风险。

PACU 转出标准

• 所有全身麻醉患者均在 PACU 中观察直至可以离开，不强制规定最短的恢复时间。在最后一次应用阿片类药物（或其他呼吸抑制药）后至少需要观察 30 分钟，以保证充分的通气和氧合。在离开 PACU 前，患者必须满足几项标准：①患者必须易唤醒和定向力恢复，或在基线水平；②生命体征应该平稳；③疼痛和恶心、呕吐已得到控制，有合适、通畅的静脉通路；④没有明显的外科并发症（如活动性出血）。接受神经阻滞的患者在离开 PACU 前，应表现出感觉和运动阻滞的减退。

三、快速康复的麻醉管理要点

快速康复外科（enhanced recovery after surgery，ERAS）指在术前、术中及术后应用各种已证实有效的方法以减少手术应激及并发症，加速患者术后的康复。它是多种措施的组合而产生的协同结果。2005 年欧洲营养和代谢学会（ESPEN）制定了 ERAS 围手术期规范化整体方案，其主要内容包括了：术前部分、术中部分、围手术期液体治疗和术后部分。其中与麻醉学科相关的主要有以下内容。

术前访视与评估

· 术前将患者调整至最佳状态，以降低围手术期严重并发症的发生率。

· 术前麻醉用药：术前不应常规给予长效镇静和阿片类药物，老年患者术前应慎用抗胆碱药物及苯二氮䓬类药物，以降低术后谵妄的风险。

术中部分

· 选择全身麻醉以满足外科手术的需求并拮抗创伤所致的应激反应，短效镇静、短效阿片类镇痛药及肌松药为全身麻醉的首选，如丙泊酚、瑞芬太尼、舒芬太尼等，肌松药可考虑罗库溴铵、顺式阿曲库铵等；肌松监测有助于精确的肌松管理。

· UBE 等腔镜手术基于其微创特征，全身麻醉可降低外科的创伤应激，因右美托咪定还具有抗炎、免疫保护以及改善肠道微循环等效应，对于创伤大、手术时间长以及经历缺血再灌损伤的腹腔手术可复合连续输注右美托咪定。

· 麻醉深度监测以脑电双频指数（BIS 40~60）指导麻醉深度维持，避免麻醉过深或麻醉过浅导致的术中知晓；对于老年患者，麻醉深度应维持在较高一侧，麻醉过深可致术后谵妄及潜在的远期认知功能损害。

· 气道管理及肺保护性通气策略采用低潮气量（6~8 mL/kg），PEEP 5~8 cmH$_2$O，吸入气中的氧浓度分数（FiO$_2$）<60%，吸呼比为 1∶2.0~2.5，其中 COPD 患者可以调整吸呼比为 1∶3~4，间断性肺复张性通气为防止肺不张的有效方法，应该至少在手术结束、拔管前实施 1 次。术中调整通气频率维持动脉血二氧化碳分压（PaCO$_2$）在 35~45 mmHg。

· 术中体温管理应避免低体温，以降低伤口感染、心脏并发症的发生率，降低出血和输血需求，提高免疫功能，缩短麻醉后苏醒时间。术中应常规监测患者体温直至术后，可以借助加温床垫、加压空气加热（暖风机）或循环水服加温系统、输血输液加温装置等，维持患者中心体温不低于 36℃。

围手术期液体治疗

• 治疗性液体的种类包括晶体液、胶体液及血制品等。目的在于维持血流动力学稳定以保障器官及组织灌注、维持电解质平衡、纠正液体失衡和异常分布等。研究表明，液体治疗能够影响外科患者的预后，既应避免因低血容量导致的组织灌注不足和器官功能损害，也应注意容量负荷过多所致的组织水肿。提倡以目标为导向的液体治疗理念，根据不同的治疗目的、疾病状态及阶段个体化制订并实施合理的液体治疗方案。

• 晶体液可有效补充人体生理需要量及电解质，但扩容效果差，维持时间短，大量输注可致组织间隙水肿及肺水肿等副反应。人工胶体作为天然胶体的替代物已广泛应用于患者围手术期的液体及复苏治疗，扩容效能强，效果持久，有利于控制输液量及减轻组织水肿，但存在过敏、干扰凝血功能及肾损伤等副反应。羟乙基淀粉（HES 130/0.4）因分子质量相对集中且较小，降解快，安全性更好，对凝血和肾功能的影响较小，每日成人用量可提高到 50 mL/kg。

术后部分

术后疼痛管理

• 推荐采用多模式镇痛（MMA）方案，目标是：①有效的运动痛控制 [视觉模拟评分法（VAS）≤ 3 分]；②较低的镇痛相关不良反应发生率；③加速患者术后早期的肠功能恢复，确保术后早期经口摄食及早期下地活动。

• 在控制切口疼痛方面，对于开放手术，推荐连续中胸段硬膜外患者自控镇痛（PCEA）联合非甾体抗炎药（NSAID）。NSAID 可使用至出院前，但应根据患者年龄、术前并存疾病（消化道疾病、心血管疾病等）、手术类型、术前肾功能等状况评价潜在吻合口瘘、急性肾损伤等风险。实施 PCEA 具有发生低血压、硬膜外血肿、尿潴留等并发症风险，应密切监测并加以预防。

• 局麻药伤口浸润或连续浸润镇痛、腹横筋膜阻滞镇痛（TAP）复合低剂量阿片类药物的患者自控静脉镇痛联合 NSAID，可以作为 PCEA 的替代方案。局麻药物可选用罗哌卡因、利多卡因和布比卡因等。

术后恶心、呕吐的预防与治疗

• 术后恶心、呕吐（PONV）的风险因素包括年龄（<50 岁）、女性、非吸烟者、晕动病或 PONV 病史以及术后给予阿片类药物。提倡使用两种止吐药以减少 PONV。

• 5-HT3 受体拮抗剂为一线用药，可以复合小剂量地塞米松（4~8 mg）。二线用药包括抗组胺药、丁酰苯和吩噻嗪类药物等，也可依据患者的高危因素使用其他措施降低 PONV 的风险，包括使用丙泊酚麻醉诱导和维持，避免使用挥发性麻醉药，术中、术后阿片类药物用量最小化，以及避免液体过负荷等。

• ERAS 的提出改变了传统的临床治疗模式，改善了治疗效果。ERAS 涉及麻醉、护理、外科、医院管理多个方面。医院管理部门需做好统筹工作，各部门应当紧密合作，相互配合。必要时，可成立相关工作组，及时解决遇到的问题。ERAS 的开展离不开患者及其家属的配合，因此应加强术前教育，积极宣传，促使他们转变观念，为 ERAS 的顺利开展打下基础。

• 尽管取得了一些进展，但很少有数据可以指导 ERAS 概念在脊柱手术中的应用。Nelson G 等报道了颈椎前路椎间盘切除融合术（ACDF）和颈椎间盘置换术（CDA）患者首次 ERAS 通路的建立和实施。作者建立了一个多学科的路径，基于最佳的干预措施，积极影响颈椎前路手术后的结果。对患者进行前瞻性随访，直至术后 90 天。结果显示，经 ERAS 路径行颈椎前路手术安全、迅速出院。ERAS 途径并发症少，术后 90 天内无再入院。证实 ERAS 对脊柱手术存在潜在益处，包括远期并发症、住院费用和患者预后等。

• 将 ERAS 理念应用于 UBE 手术中，通过院内的多学科协作，在术前、术中、术后各个环节进行干预，可以改善围手术期处理，采用各组已经证实有效的方法以减少常见并发症，减轻患者痛苦，加速患者术后康复。

◇ 参 ◇ 考 ◇ 文 ◇ 献 ◇

[1] 陈静，吴君蓓 . 肺保护性通气策略在老年患者俯卧位脊柱手术中的应用 [J]. 现代医学与健康研究电子杂志，2019, 3(18): 12-14.

[2] 邓小明，曾因明，等 . 米勒麻醉学 [M]. 8 版 . 北京：北京大学医学出版社，2017.

[3] 迪恩，于永浩 . 麻省总医院临床麻醉手册 [M]. 天津：天津科技翻译出版公司，2009.

[4] 冯娅妮，付珊珊，马虹 . 不同剂量右美托咪定对全身麻醉患者苏醒期的影响 [J]. 中国综合临床，2012, 28(11): 1200-1201.

[5] 郭成云，刘超 . 快速康复外科在 40 例结直肠手术围手术期的应用 [J]. 河南医学研究，2017, 26(15): 2747-2748.

[6] 郭曲练，姚尚龙，等 . 临床麻醉学 [M]. 3 版 . 北京：人民卫生出版社，2013.

[7] 马宇，熊源长，邓小明，等 . 颈椎手术围术期的麻醉处理 [J]. 中国脊柱脊髓麻醉，2009, 19(1): 69-71.

[8] 王艳，韩志强 . 快速康复外科理念在腹腔镜结直肠手术麻醉中的应用 [J]. 医学综述，2017, 23(7): 1397-1401.

[9] 俞卫锋，缪长虹，董海龙，等 . 麻醉与围术期医学 [M]. 上海：上海世界图书出版公司，2018.

[10] 中华医学会麻醉学分会，刘进，邓小明，等 . 中华麻醉学指南与专家共识 [M]. 北京：人民卫生出版社，2014.

[11] 中华医学会麻醉学分会 . 2014 版中国麻醉学指南与专家共识 [M]. 北京：人民卫生出版社，2014: 314-318.

[12] Christopher C Young, et al. Lung-protective ventilation for the surgical patient: international expert panel-based consensus recommendations[J]. Br J Anaesth, 2019 Dec, 123(6): 898-913.

[13] Colomina MJ, Koo M, Basora M, et al. Intraoperative tranexamic acid use in major spine surgery in adults: a multicentre, randomized, placebo-controlled trialdagger[J]. Br J Anaesth, 2017, 118(3): 380-390.

[14] Coppes O, Yong RJ, Kaye AD, et al. Patient and surgery-related predictors of acute postoperative pain[J]. Curr Pain Headache Rep, 2020, 24 (4): 12.

[15] Emery SE, et al. Effect of head position on intraocular pressure during lumbar spine fusion: a randomized, prospective study[J]. The Journal of Bone and Joint Surgery. American Volume, 2015 Nov 18, 97(22): 1817-1823.

[16] Frost EA. Differential diagnosis of delayed awakening from general anesthesia: a review[J]. Middle East J Anaesthesiol, 2014, 22: 537- 548.

[17] Gregory Dobson, MD, Lorraine Chow, MD, et al. Guidelines to the practice of anesthesia-revised edition 2021[J]. Can J Anaesth, 2021 Jan 4: 1-38.

[18] Hansen TB, Bredtoft HK, Larsen K. Preoperative physical optimization in fast-track hip and knee arthroplasty[J]. Dan Med J, 2012, 59(2): A4381.

[19] Husted H, Solgaard S, Hansen TB, et al. Care principles at four fast-track arthroplasty departments in Denmark[J]. Dan Med Bull, 2010, 57(7): A4166.

[20] Husted H, Troelsen A, Otte KS, et al. Fast-track surgery for bilateral total knee replacement[J]. J Bone Joint Surg Br, 2011, 93(3): 351-356.

[21] Jorgensen CC, Kehlet H, Lundbeck Fdn Ctr Fast-Track Hip and Knee Replacement Collaborative Grp. Outcomes in smokers and alcohol users after fast-track hip and knee arthroplasty[J]. Acta Anaesthesiol Scand, 2013, 57(5): 631-638.

[22] Kang WS, et al. Effect of mechanical ventilation mode type on intra- and postoperative blood loss in patients undergoing posterior lumbar interbody fusion surgery: a randomized controlled trial[J]. Anesthesiology, 2016 Jul,125(1): 115-123.

[23] Kehlet H, Wilmore DW. Multimodal strategies to improve surgical outcome[J]. Am J Surg, 2002, 183(6): 630-641.

[24] Kjaersgaard-Andersen P, Kehlet H. Should deep venous thrombosis prophylaxis be used in fast-track hip and knee replacement?[J]. Acta Orthop, 2012, 83(2): 105-106.

[25] Krenk L, Jennum P, Kehlet H. Sleep disturbances after fast-track hip and knee arthroplasty[J]. Br J Anaesth, 2012, 109(5): 769-775.

[26] Ljungqvist O, Scott M, Fearon KC. Enhanced recovery after surgery: a review[J]. JAMA Surg, 2017, 152: 292-298.

[27] Nelson G, Bakkum-Gamez J, Kalogera E, et al. Guidelines for perioperative care in gynecologic/oncology: Enhanced Recovery After Surgery (ERAS) Society recommendations-2019 update[J]. Int J Gynecol Cancer, 2019.

[28] Piper SN, KD Röhm, Suttner SW, et al. A comparison of nefopam and clonidine for the prevention of postanaesthetic shivering: a comparative, double-blind and placebo-controlled dose-ranging study[J]. Anaesthesia, 2011, 66(6): 559-564.

[29] Shirasaka T, Okada K, Kano H, et al. New indicator of postoperative delayed awakening after total aortic arch replacement[J]. Eur J Cardiothorac Surg, 2015, 47: 101-105.

[30] Soffin EM, Wetmore DS, Barber LA, et al. An enhanced recovery after surgery pathway: association

with rapid discharge and minimal complications after anterior cervical spine surgery[J]. Neurosurg FOCUS, 2019, 46: E9.

[31] Tzabazis A, Miller C, Dobrow MF, et al. Delayed emergence after anesthesia[J]. J Clin Anesth, 2015, 27: 353-360.

[32] Wang ZY, Gu WJ, Luo X, et al. Risk factors of delayed awakening after aortic arch surgery under deep hypothermic circulatory arrest with selective antegrade cerebral perfusion[J]. J Thorac Dis, 2019, 11: 805-810.

[33] Warner MA, Caplan RA, Epstein BS, et al. Practice guidelines for preoperative fasting and the use of pharmacologic agents to reduce the risk of pulmonary aspiration: application to healthy patients undergoing elective procedures[J]. Anesthesiology, 2017, 126: 376-393.

[34] Wilmore DW, Kehlet H. Management of patients in fast tracksurgery[J]. BMJ, 2001, 322(7284): 473-476.

第五章

UBE 相关技术

一、UBE 腰椎单侧椎板切开双侧椎管减压术

UBE 技术的灵活性和高效性注定其为"为狭窄而生的技术"。操作时内镜与减压工具互不干扰，两者均可越过中线到达对侧椎管，能为双侧椎管探查提供清晰的视野和足够的操作空间，这种操作优势可实现单侧椎板切开双侧椎管减压（unilateral laminotomy for bilateral decompression，ULBD）的效果。本节对腰椎 ULBD 技术进行论述。

适应证

• 存在双侧症状的腰椎管狭窄病例。

禁忌证

• 存在滑脱不稳、感染、肿瘤。

体位与麻醉

• 俯卧位、胸部及髂嵴部位垫高，腹部悬空。
• 气管插管全身麻醉，深度肌松，控制性降压。

定　位

参照第二章"一、颈椎的解剖"。

手术步骤

• 建立操作通道，依次切开皮肤、筋膜。筋膜应该充分切开。
• 放置一级导杆到棘突与椎板交界的部位。然后用逐级扩张导管扩张。同法建立内镜通道。
• 经内镜通道置入一级导杆应与经操作通道置入的一级导杆汇聚到棘突与椎板交界的位置（图 5-1-1 和图 5-1-2）。
• 镜下使用射频消融电极清理骨性结构表面的软组织并进行充分止血。
• 镜下需要识别上位椎体的椎板下缘、下位椎体的椎板上缘、上位椎体下关节突内缘、棘突基底部骨质及椎板间隙等解剖结构（图 5-1-3）。
• 从棘突基底部与椎板交界的部位开始，使用磨钻由内向外将椎板磨薄（图 5-1-4），然后用椎板咬骨钳切除椎板直至黄韧带的近端止点。
• 棘突基底部的骨质也需要磨除，因为这是进行对侧减压的"必经之路"（图 5-1-5）。
• 磨除棘突基底部后会显露出同侧及对侧黄

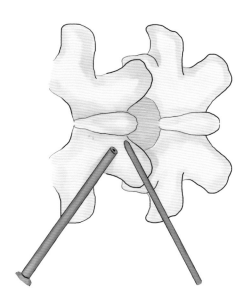

图 5-1-1 汇聚位置

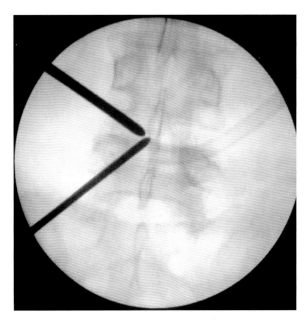

图 5-1-2 透视两个一级导杆汇聚的位置

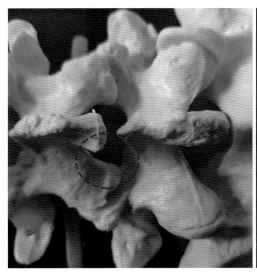

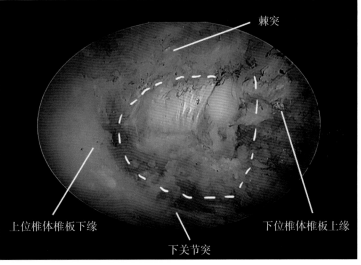

棘突

上位椎体椎板下缘

下关节突

下位椎体椎板上缘

图 5-1-3 多裂肌三角工作空间地板结构

韧带形成的"V 领"结构（图 5-1-6）。

• 下位椎体椎板上缘及 Corner 区域可采用反向椎板咬骨钳进行处理（图 5-1-7 和图 5-1-8）。

• 由于黄韧带直接包绕并止于下位椎体椎板上缘，可采用刮齿或特殊的 UBE 黄韧带剥离器将黄韧带从椎板上缘剥离，这样可腾出空间置放反向椎板咬骨钳。

• Corner 区的减压可以减压到同侧的椎弓根内壁，这是减压的外界（图 5-1-9）。

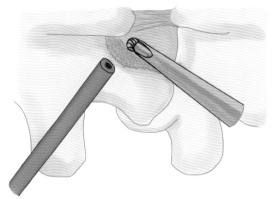

图 5-1-4 动力系统将椎板磨薄

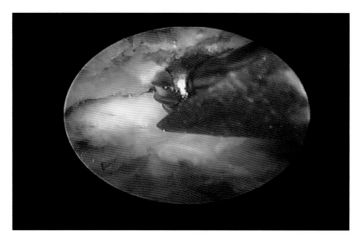

图 5-1-5　磨钻处理棘突基底部对侧黄韧带保护下的骨性椎管成形

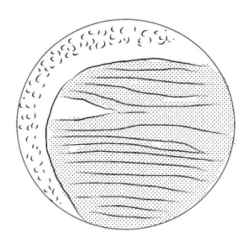

图 5-1-6　显露出 "V 领" 结构

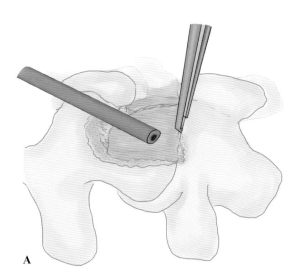

A

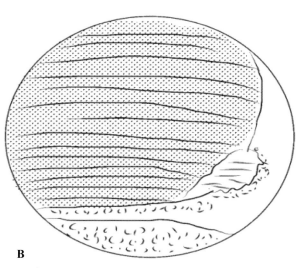

B

图 5-1-7

A. Corner 及椎板上缘可使用反向椎板咬骨钳处理；B. 咬除下位椎体椎板上缘的骨性结构

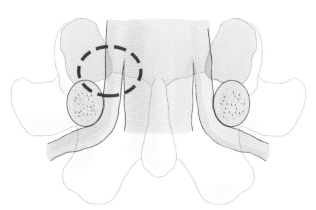

图 5-1-8　Corner 为下位椎体椎板上缘与上关节突拐角位
　　　　　置，该区域下方即同侧的走行根，是重点减压位置

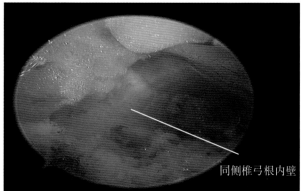

同侧椎弓根内壁

图 5-1-9　Corner 向外减压可减压至同侧的椎弓根内壁

- 黄韧带的远近端止点均显露出来，可以用黄韧带剥离子或普通的神经剥离子或探钩将其剥离（图 5-1-10）。

- 也可以使用椎板咬骨钳蚕蚀处理。然后参考同侧的椎弓根内壁进一步处理侧隐窝（图 5-1-11）。

- 对于单纯侧隐窝狭窄病例，纤维环完整，可将神经牵拉开，用等离子刀头将纤维环皱缩（图 5-1-12）。如果存在间盘突出，可行间盘摘除术。

- 对侧黄韧带（图 5-1-13）切除前可继续采用磨钻处理棘突基底部及对侧椎板下表面骨质，这样可以制造出一个宽大的对侧操作空间。在对侧黄韧带的保护下，这种操作是足够安全的。

- 当然还可以在高速磨钻保护鞘保护下对对侧骨性结构进行磨削处理，保护鞘既可充当剥离子的作用，又可以保护位于其下方的重要结构，非常安全。

- 对侧骨性工作完成后，可将对侧黄韧带切除，显露出对侧的关节突关节。

- 对侧黄韧带切除前可事先用神经剥离子从其背侧及远端椎板止点处进行剥离（图 5-1-14）。

- 可用带角度的髓核钳或枪钳切除剥离的对侧黄韧带（图 5-1-15）。

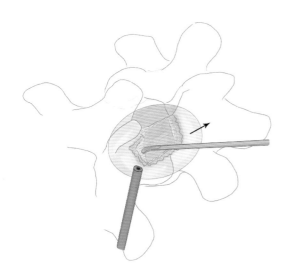
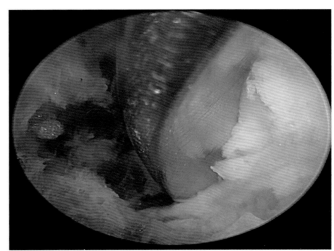

图 5-1-10 将黄韧带由近端向远端剥离

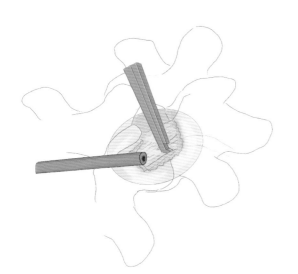
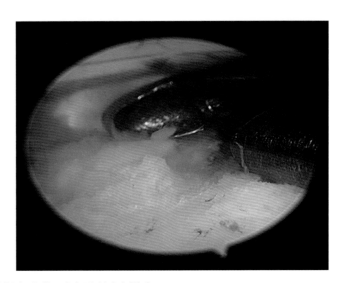

图 5-1-11 参照椎弓根内壁进一步切除扩大侧隐窝

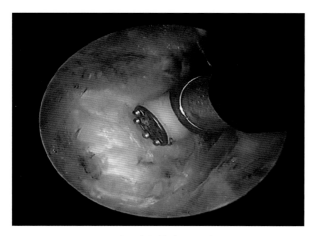

图 5-1-12 踩蓝踏板等离子刀头皱缩间盘

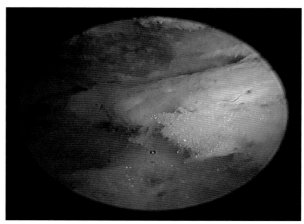

图 5-1-13 对侧的黄韧带

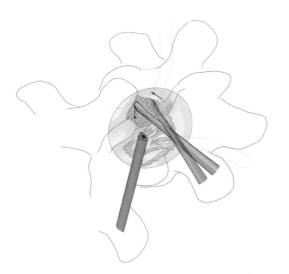

图 5-1-14 对侧黄韧带的剥离

• 使用直型 130° 2 mm 枪钳减压对侧的 Corner 及侧隐窝 (图 5-1-16)。

• 减压的界限也是发现对侧的椎弓根内壁 (图 5-1-17)。

• 对侧的减压也可以通过第三辅助切口张氏通道来解决，可参阅第五章 "七、UBE 辅助第三切口"。

• 最终完成 UBE 单纯入路双侧减压 (图 5-1-18)。

技术要点

如何确定中线

• 确定中线是进行 UBE 单侧入路双侧腰椎管

减压的根本。它的意义在于通过中线的指示标记我们可以明确同侧和对侧，而不会 "迷路"，这对于术中明确减压范围和方位非常重要。

• 同侧及对侧黄韧带中间有一个天然的裂隙，这是第一个确定中线的标记。

• 下位椎体的棘突基底部也是确定中线的一个标记，这个部位下面黄韧带最厚，下方还有硬膜表面的系带，所以处理此区域的黄韧带时需要格外小心，避免引起硬膜撕裂。

• 下位椎体棘突的基底部也需要去除一部分，只有这样器械才可以很容易地到达对侧下位椎体的椎弓根内壁，对侧椎弓根内壁通常是对侧走行根绕行的部位。硬膜表面的系带是第三个标记中

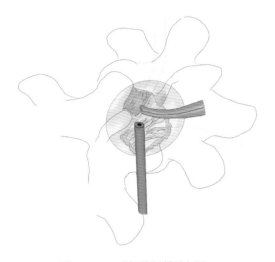

图 5-1-15　对侧黄韧带的切除

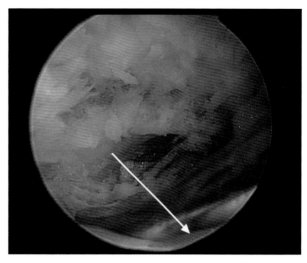

图 5-1-17　对侧的椎弓根内壁（箭头所指）

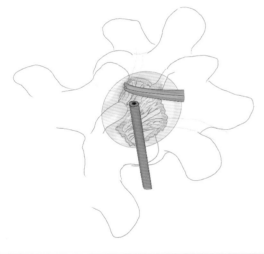

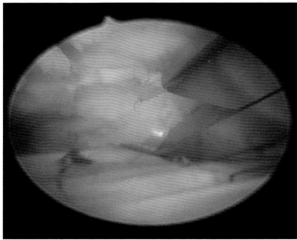

图 5-1-16　处理对侧的 Corner 和侧隐窝

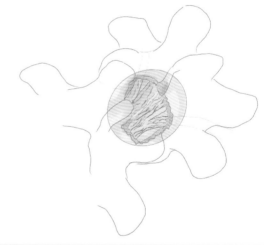

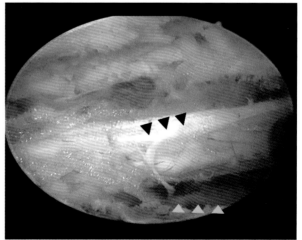

图 5-1-18　减压后全貌，蓝色三角为对侧走行根，绿色三角为同侧走行根，黑色三角为位于硬膜表面中线的系带

线的解剖结构（图 5-1-19）。

如何保持一个清晰的术野

• 麻醉很关键，保持一个深度的肌松，同时控制性低压。获得一个足够的静水压，这需要将水袋悬挂至高于术野 70~100 cm 的高度。

• 通过 UBE 拉钩或半套管保持出水通畅。筋膜充分切开也是保持出水通畅的关键。

• 对容易出血的部位进行预止血。

• UBE 技术的灵活性和高效性注定其为"为狭窄而生的技术"。掌握好其基本理论并把握好手术适应证可获得优良的临床效果。

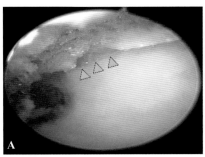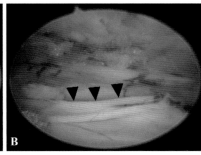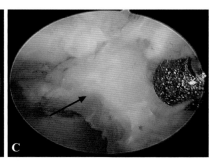

图 5-1-19

A. 绿色三角指示黄韧带中线的天然裂隙；B. 黑色三角指示硬膜表面的系带，它是提示中线的一个标志；C. 下位椎体的棘突基底部也提示中线位置

◇ 参 ◇ 考 ◇ 文 ◇ 献 ◇

[1] Dong, Hwa, Heo, et al. Can percutaneous biportal endoscopic surgery achieve enough canal decompression for degenerative lumbar stenosis? Prospective case-control study[J]. World Neurosurgery, 2018.

[2] Eum JH, Heo DH, Son SK, et al. Percutaneous biportal endoscopic decompression for lumbar spinal stenosis: a technical note and preliminary clinical results[J]. Journal of Neurosurgery. Spine, 2016: 1-6.

[3] Ju, Eun, Kim. Clinical and radiological outcomes of unilateral biportal endoscopic decompression by 30° endoscopy in lumbar spinal stenosis: minimum 2-years follow-up[J]. Spine Journal Official Journal of the North American Spine Society, 2018.

[4] Kim DH, Choi G, Lee SH, et al. Endoscopic Spine Surgery ‖10 unilateral biportal endoscopic decompression for lumbar spinal stenosis[J]. 2018, 10.1055/b-006-149730.

[5] Kim N, Jung SB. Percutaneous unilateral biportal endoscopic spine surgery using a 30-degree arthroscope in patients with severe lumbar spinal stenosis: a technical note[J]. Clinical Spine Surgery, 2019, 32.

二、UBE 腰椎间盘摘除术

对于经保守治疗无效的所有类型的腰椎间盘突出症均可采用 UBE 技术治疗。UBE 技术观察通道和操作通道分离，观察通道无管道限制，可随时调整位置和角度，有利于髓核的彻底摘除和神经根的探查、松解。操作通道手术器械应用不受限，可使用脊柱外科常规器械进行操作。本节以 L4/L5 节段左侧突出病例为例，对 UBE 技术治疗腰椎间盘突出症的手术步骤进行详解。

适应证

• 所有类型的腰椎间盘突出病例经严格保守治疗无效。

体位与麻醉

• 俯卧位、胸部及髂嵴部位垫高，腹部悬空。
• 气管插管全身麻醉，深度肌松，控制性降压。

定　位

• 定位前获取一个标准体位是非常重要的。我们需要确保责任间隙与地面垂直。

• 首先透视侧位，通过克氏针指示一下责任间隙的走行方向，然后通过调整床来取得克氏针与地面垂直，这样责任间隙也就与地面垂直了（图 5-2-1 和图 5-2-2）。这样透视侧位时可获取一个标准的正位。
• 侧位上以目标椎间盘的上部为标记线（黄色），上下 1.5 cm 为皮肤切口标记点（图 5-2-3）。
• 正位上镜子器械最初的目标点位于棘突与椎板的交接部位，以此做一横行标记线（红色），沿椎弓根内缘画一标记线（蓝色）。
• 红蓝两线的交接点上下 1.5 cm 分别为观察切口（view portal）与操作切口（work portal）的体表点（图 5-2-4~图 5-2-6）。

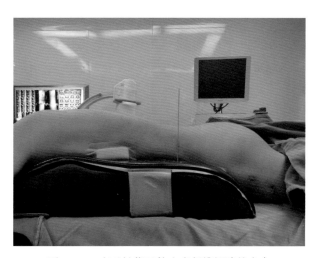

图 5-2-1　克氏针指示体内责任椎间隙的方向

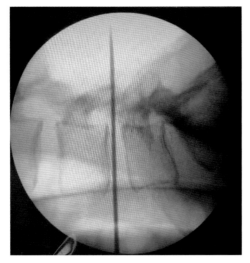

图 5-2-2　克氏针与椎间隙方向一致

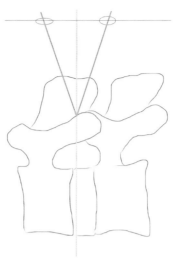

图 5-2-3　侧位定位

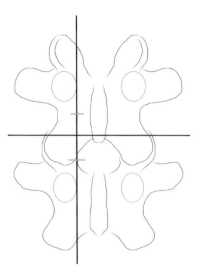

图 5-2-4　正位定位

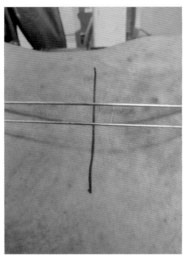

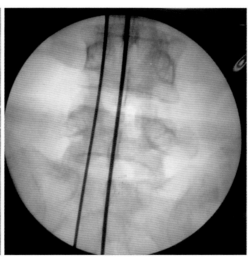

图 5-2-5　克氏针标记中线和椎弓根内缘

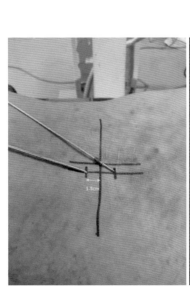

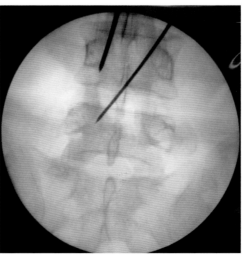

图 5-2-6　克氏针尖部再次确认两个切口的具体位置

手术步骤

左侧病例，以 L4/L5 节段为例

· 建立通道后的多裂肌三角"地板解剖"（图 5-2-7）。

· 大刀头清理软组织（图 5-2-8）。

· 使用 4 mm 金刚砂磨钻将椎板下缘及下关节突内缘磨薄（图 5-2-9）。

· 使用椎板咬骨钳继续向近端咬除椎板直至黄韧带近端止点（图 5-2-10）。

· 使用小的射频刀头在止点区域进行止血（图 5-2-11）。

· 使用骨凿将磨薄的下关节内缘凿除显露 Corner 和上关节突内缘（图 5-2-12）。

· 使用反向的椎板咬骨钳减压同侧 Corner 部位（图 5-2-13）。

· 减压的外界参考椎弓根内壁（图 5-2-14）。

· 切除上关节突内缘同时松解黄韧带外缘（图 5-2-15）。

· 剥离黄韧带（图 5-2-16）。

· 用 UBE 拉钩牵开神经根（图 5-2-17）。

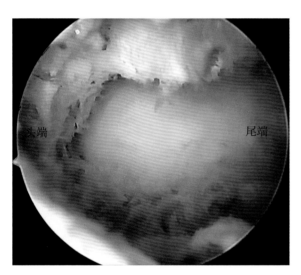
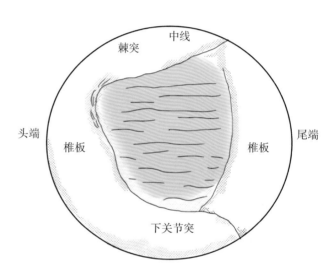

图 5-2-7　多裂肌三角"地板解剖"

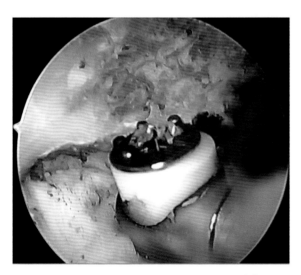
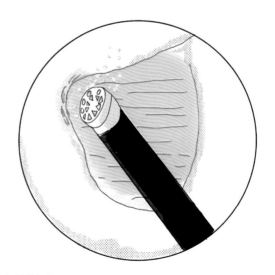

图 5-2-8　大刀头清理软组织

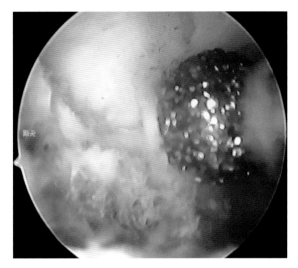
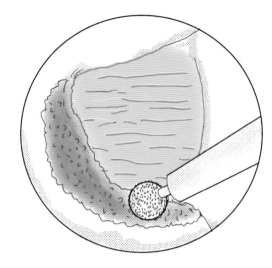

图 5-2-9　磨钻将椎板下缘及下关节突内缘磨薄

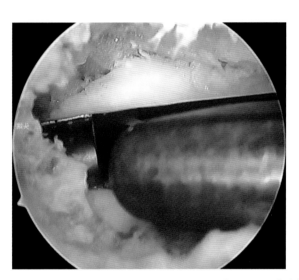
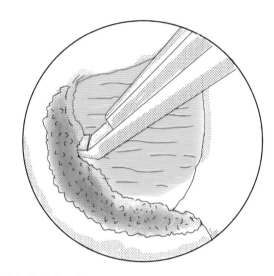

图 5-2-10　咬除椎板至黄韧带近端止点

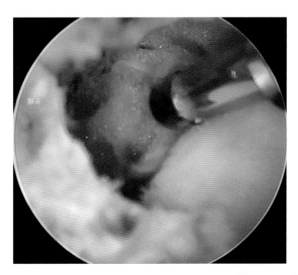
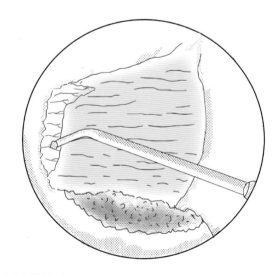

图 5-2-11　黄韧带止点区域止血

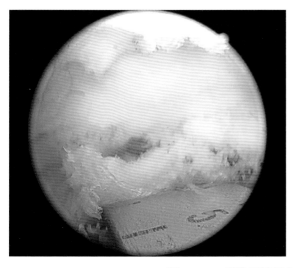
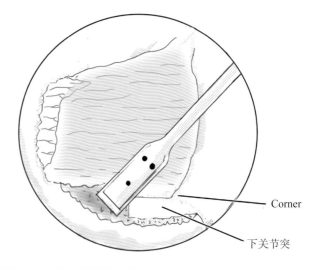

Corner

下关节突

图 5-2-12 凿除下关节内缘显露 Corner 和上关节突内缘

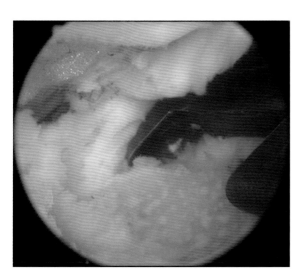
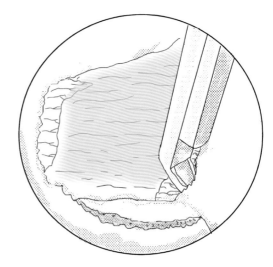

图 5-2-13 减压同侧 Corner 部位

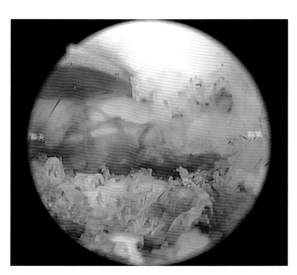
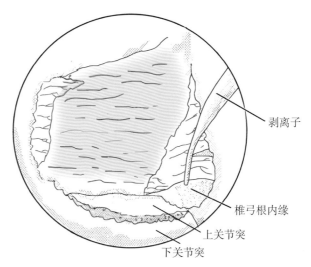

剥离子

椎弓根内缘

上关节突

下关节突

图 5-2-14 减压的外界参考椎弓根内壁

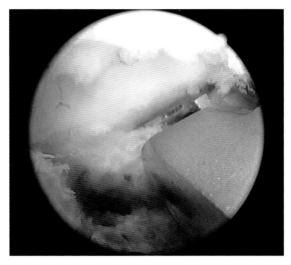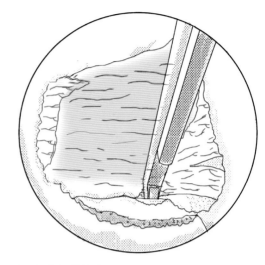

图 5-2-15 切除椎弓根内缘同时松解黄韧带外缘

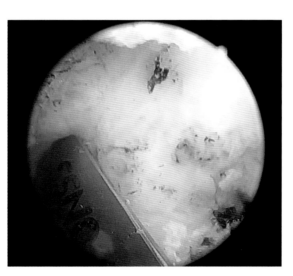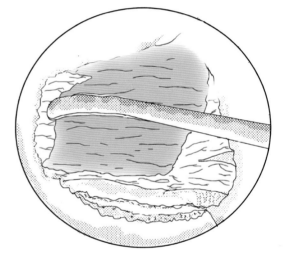

图 5-2-16 剥离黄韧带

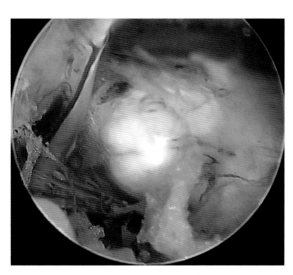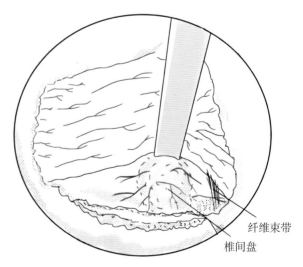

纤维束带

椎间盘

图 5-2-17 UBE 拉钩牵开神经根

- 突出间盘表面的预止血和神经根周围束带的切除（图 5-2-18）。

- 使用髓核钳摘除突出的髓核组织（图 5-2-19）。

- 可以选择使用等离子电凝皱缩来缩小裂口（图 5-2-20）。

- 也可以选择纤维环缝合修复（图 5-2-21）。

- 在手术最后放置引流是好习惯，最好放置于椎板表面而不至于干扰神经根（图 5-2-22）。

术后处理

- 术后常规使用预防剂量的抗生素，引流管 24~48 小时后拔除，如果引流管刺激神经根可立即拔除。

- 床上腰背肌功能锻炼及直腿抬高功能锻炼。术后 7 天佩戴腰围下床活动。

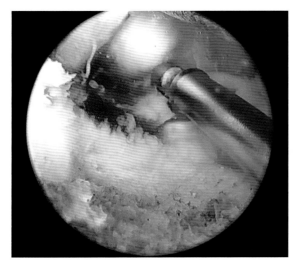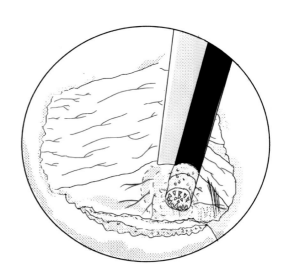

图 5-2-18　突出间盘表面的预止血和神经根周围束带的切除

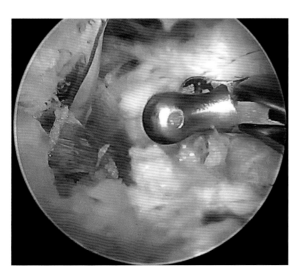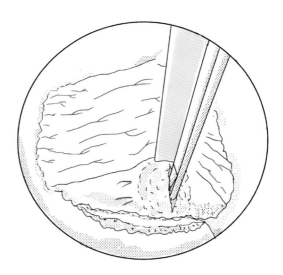

图 5-2-19　摘除突出的髓核组织

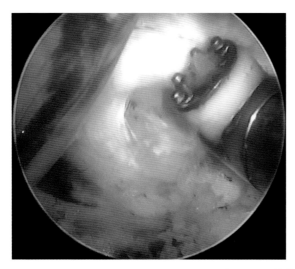
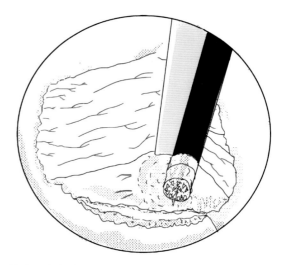

图 5-2-20 等离子电凝皱缩来缩小裂口

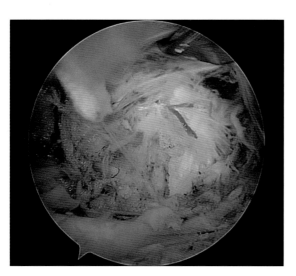
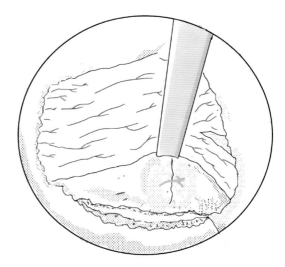

图 5-2-21 纤维环缝合修复

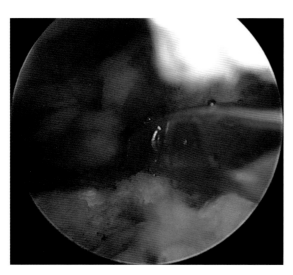
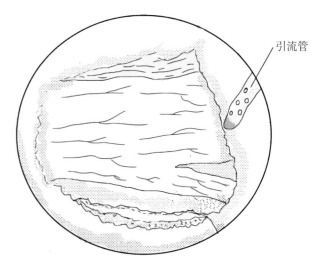

引流管

图 5-2-22 放置引流

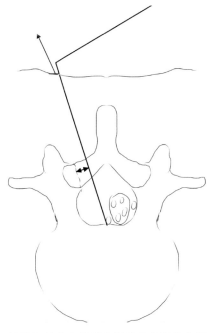

图 5-2-23 拉钩与关节突关节之间狭小的操作空间，可能需要去除更多的关节突关节

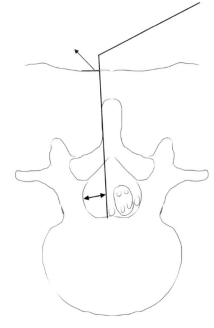

图 5-2-24 拉钩与关节突关节之间足够的操作空间

技术要点

• 根据突出的上游离或下脱垂，两个通道的切口可适当地调整。

• 操作口出水不畅，可选择半套管辅助出水及器械进出。

• 安全起见，等离子未进入椎管前使用 7 档。进入椎管内在神经根周围，可将档位降低至 3 档以下。

• 切除突出的或脱出的游离髓核，而不是摘除过多的椎间盘内健康无松动的间盘组织。

• 对于偏中线的突出，当通道偏外时，需要倾斜 UBE 拉钩轨迹来将神经根牵拉到中线位置，造成关节突关节与神经根拉钩之间的操作空间减少（图 5-2-23）。

• 对于偏中央的病例，如果希望在尽量少破坏关节突的情况下获取一个足够大的操作空间的话，需要将切口定位尽量偏内一点（图 5-2-24）。

• 对于上腰椎的突出病例，通常选择椎旁入路，详见第五章"三、UBE 椎旁入路技术"。

• 因为如果按照传统的椎板间入路，狭窄的峡部间隙必然导致关节突关节的破坏和稳定性的丢失（图 5-2-25）。

• 对于上腰椎的上游离或下脱垂的病例，也可以选择对侧入路，详见第五章"四、UBE 对侧入路技术"。

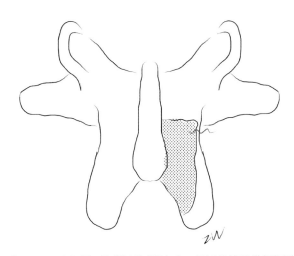

图 5-2-25 上腰椎两侧峡部间距太小，经过传统的椎板间处理，很容易到损伤峡部导致关节突关节损害影响稳定性

◇ **参** ◇ **考** ◇ **文** ◇ **献** ◇

[1] Kim SK, Kang SS, Hong YH, et al. Clinical comparison of unilateral biportal endoscopic technique versus open microdiscectomy for single-level lumbar discectomy: a multicenter, retrospective analysis[J]. Journal of Orthopaedic Surgery & Research, 2018, 13(1): 22.

[2] Kyung-Chul, Choi, Hyeong-Ki, et al. Comparison of surgical invasiveness between microdiscectomy and 3 different endoscopic discectomy techniques for lumbar disc herniation[J]. World Neurosurgery, 2018, 116: e750-e758.

[3] Müller HV. Biportal endoscopic lumbar decompression for lumbar disk herniation and spinal canal stenosis: a technical note[J]. J Neurol Surg A Cent Eur Neurosurg, 2017, 78(04): 390-396.

三、UBE 椎旁入路技术

对于腰椎间盘突出的位置在椎间孔或椎间孔外区域以及远端综合征（far-out syndrome）的患者，因骨性结构阻挡，椎板间入路常难以彻底摘除突出的髓核组织。采用椎旁入路可尽量避开骨性结构，直接锚定靶点，摘除髓核。本节对采用椎旁入路摘除位于孔区、孔外区及远端综合征突出髓核的操作步骤及技术要点进行论述。

适应证

· 腰椎椎间孔区域或椎间孔外突出或狭窄。
· 远端综合征。

禁忌证

· 存在节段不稳、肿瘤或感染。

体位与麻醉

· 俯卧位、胸部及髂嵴部位垫高，腹部悬空。
· 气管插管全身麻醉，深度肌松，控制性降压。

定　位

定位法 1

· 侧位上目标点位于椎间孔区域，透视侧位时确保椎体与地面垂直，这样可获得一个标准的正位。
· 正位标记椎体外缘线，椎体外缘线外侧 1 cm 画一条平行线，该线与峡部水平线交点近段 1 cm 为内镜通道，远端 1 cm 为操作通道（图 5-3-1A）。

定位法 2

· 在上下横突中线旁开 2 cm 做切口，L5/S1 节段远端切口参考骶骨翼水平并紧贴髂嵴做切口（图 5-3-1B）。

手术步骤

以左侧为例（左侧头端，右侧尾端，上方中线，下方术者）

· 显露局部峡部区域解剖，峡部外缘是第一个锚定点（图 5-3-2）。
· 图 5-3-3 为椎旁入路锚定点附近骨性结构示意图及镜下解剖。

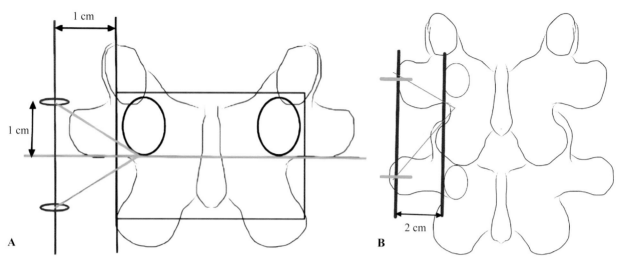

图 5-3-1　椎旁入路定位方法示意图
A. 韩国 Son 教授定位法；B. 横突定位法

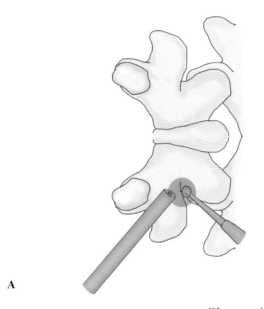
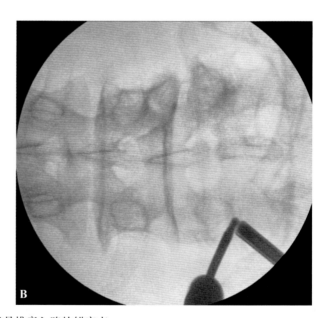

图 5-3-2　峡部外缘是椎旁入路的锚定点
A. 内镜和操作工具在 L5 峡部外缘汇聚，作为镜下操作的起始点；B. 透视图像见内镜和操作工具尖端定位在 L5 峡部外缘

- 在建立初始工作空间时，一般采用 30° 关节镜朝向 6 点钟方向可以获得更充分的显露。

- 从峡部、横突下缘开始磨钻磨削，显露上关节突尖部，这是整个操作的关键。

- 骨性切除工作从峡部外缘、横突及关节突尖部围成的区域开始（图 5-3-4）。

- 去除关节突尖部显露位于下方椎间孔区域的黄韧带（图 5-3-5）。

- 处理黄韧带时，将 30° 关节镜转向 12 点方向可以更好地观察到椎间孔内部和顶部结构。

- 应用 0° 关节镜难以观察到上关节突及其腹侧结构。

- 寻找上关节突的尖部是整个手术的关键，尤其是对于狭窄增生严重的病例。

- 一般用剥离子或椎板咬骨钳从黄韧带的上方止点切除椎间孔区域的黄韧带（图 5-3-6）。

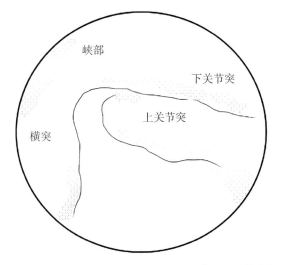

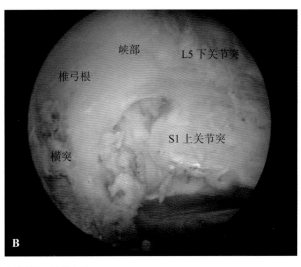

图 5-3-3　椎旁入路锚定点附近骨性结构
A. 示意图；B. 镜下解剖

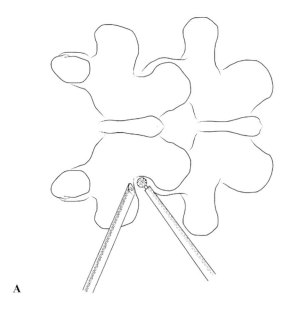

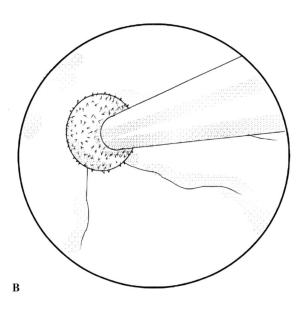

图 5-3-4　镜下骨性切除工作起始部位

A. 充分显露并建立工作空间后，找到峡部外缘和横突的交点作为骨性切除工作的起点；B. 磨钻削磨横突和峡部外缘交点，此处腹侧常为上关节突尖部

- 切除黄韧带后显露出出口根，使用等离子刀头对出口根周围的动脉进行预止血（图 5-3-7）。

- 摘除位于出口根下方及腋窝部位椎间孔区域突出的间盘（图 5-3-8 和图 5-3-9）。

- 椎间孔外或极外侧区域突出的髓核，通过神经剥离子或等离子刀头向外侧显露后（图 5-3-10），完成减压。

- 如果是远端综合征，需要对横突及骶骨翼部位进行减压（图 5-3-11）。

- 推荐将 30° 关节镜转向 6 点钟方向以获得更清晰的视野。

技术要点

- 该入路的肌肉丰富，所以出水一定要保持

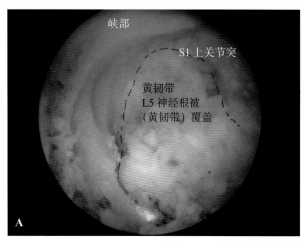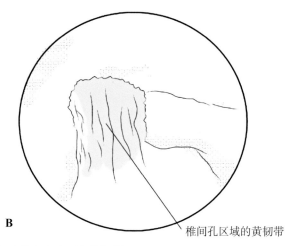

图 5-3-5　切除骨性结构后显露上关节突尖端下方黄韧带

A. 镜下图像；B. 示意图

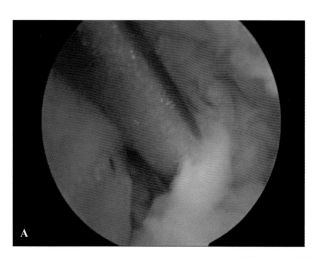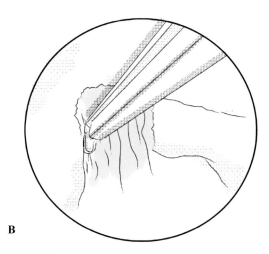

图 5-3-6　椎间孔区域黄韧带

A. 使用神经剥离子从横突下缘将椎间孔区域黄韧带剥离（镜下图像）；B. 椎板咬骨钳咬除椎间孔区域黄韧带（示意图）

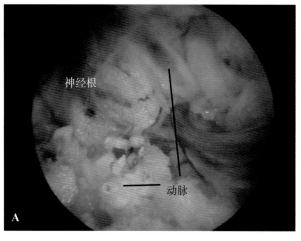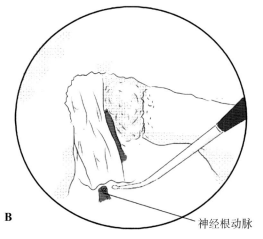

图 5-3-7　等离子刀头对神经根周围动脉进行预止血

A. 镜下图像；B. 示意图

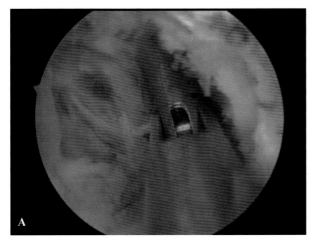
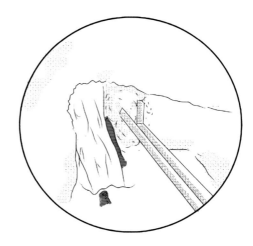

图 5-3-8 髓核钳摘除出口根下方髓核

A. 镜下图像；B. 示意图

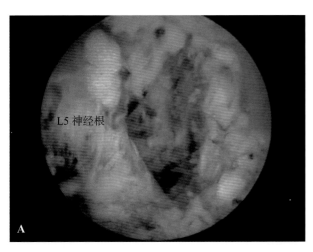
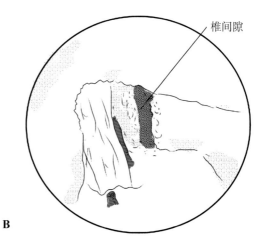

图 5-3-9 椎间孔区出口根下髓核摘除后

A. 镜下图像；B. 示意图

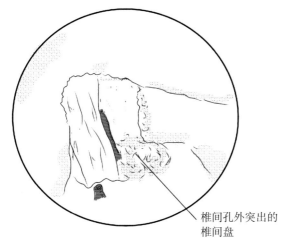
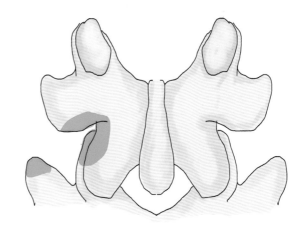

图 5-3-10 椎间孔外或极外侧区域突出的髓核（示意图）   **图 5-3-11** 远端综合征减压范围（示意图）

顺畅。如果出水不畅，局部肌肉肿胀，工作空间会变得越来越狭小。可使用 UBE 拉钩或 UBE 半套管保持出水通畅。

· 内镜和器械很容易从峡部滑移到深部，所以感觉内镜或器械深度不对时应透视侧位确认一下（图 5-3-12）。

· 第一锚定点要位于峡部，然后由内向外逐渐显露。切忌在峡部外侧软组织定位并用等离子烧灼，此操作易引起腹部积液并发症。

· 该入路经常遇到根动脉出血，此时出血迅猛，镜下出现红屏现象（图 5-3-13）。

· 可用内镜寻找并贴近出血点，从镜鞘冲出的水会将血液冲淡，然后用细的等离子刀头止血。

· 远端（far-out）综合征，出口根受压的位置位于外侧的横突与骶骨翼形成假关节的部位，此处也有腰骶韧带和所谓的 far-out 束，可在 Son 三角内找到减压（图 5-3-14）。

· 图 5-3-15 总结了椎旁入路的四种方法。

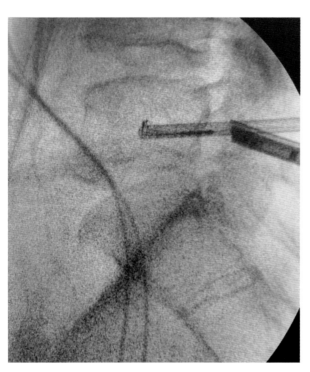

图 5-3-12 透视侧位确定内镜器械深浅

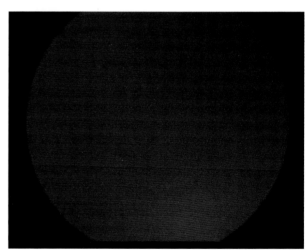

图 5-3-13 镜下快速出血时出现红屏现象

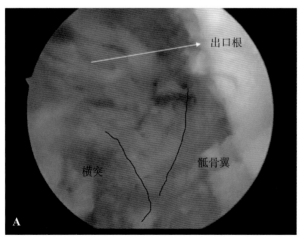

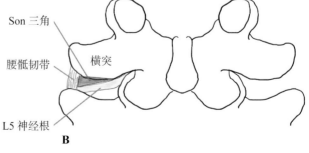

图 5-3-14 远端综合征

A. 镜下图像；B. 解剖示意图

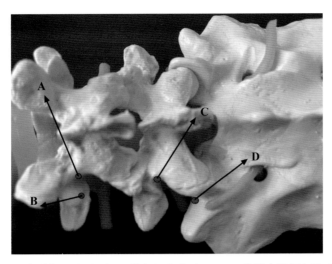

图 5-3-15　L4/L5 及以上节段有峡部入路（A）和副突入路（B），L5/S1 节段有峡部入路（C）和 alar 入路（D）

◇ 参 ◇ 考 ◇ 文 ◇ 献 ◇

[1] Ahn, Jae-Sung, Lee, et al. Extraforaminal approach of biportal endoscopic spinal surgery: a new endoscopic technique for transforaminal decompression and discectomy[J]. Journal of Neurosurgery Spine, 2018.

[2] Dong, Hwa, Heo, et al. Endoscopic treatment of extraforaminal entrapment of L5 nerve root (far out syndrome) by unilateral biportal endoscopic approach: technical report and preliminary clinical results[J]. Neurospine, 2019.

[3] Heo DH, Eum JH, Jo JY, et al. Modified far lateral endoscopic transforaminal lumbar interbody fusion using a biportal endoscopic approach: technical report and preliminary results[J]. Acta Neurochirurgica, 2021, 163(4): 1205-1209.

[4] Kim JE, Choi DJ. Bi-portal Arthroscopic Spinal Surgery (BASS) with 30° arthroscopy for far lateral approach of L5-S1–Technical note[J]. Journal of Orthopaedics, 2018, 15(2): 354-358.

四、UBE 对侧入路技术

UBE 技术的精髓在于观察通道和操作通道的分离，双通道通过后方抵达病灶较单通道需要更大的空间。对于腰椎间盘脱出游离至椎体后方的情况，在病灶侧显露可能需要做广泛的椎板切除，容易引起下关节突医源性断裂（图 5-4-1 和图 5-4-2）。此时应用对侧入路（contralateral approach）则可通过打开较小的骨性通道，形成显露患侧出口根和走行根的宽广视野（图 5-4-3）。而对侧入路的应用还不止于此，本节将对该技术进行论述。

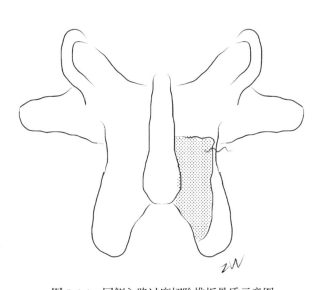

图 5-4-1 同侧入路过度切除椎板骨质示意图

对于上腰椎，峡部间距太小，采用同侧入路进行半椎板切除可导致同侧的峡部外侧骨质过少，下关节突断裂，引起不稳的发生

适应证

• 严重的腰椎间盘脱出，椎间盘向上游离或向下脱垂。

• 同侧双根受累。

• 双节段椎间盘突出位于两侧，为减少切口数量。

• 关节突关节囊肿造成的椎管狭窄，为避免损伤关节突。

• 位于椎间孔区域的椎间盘突出。

禁忌证

• 存在节段不稳、感染或肿瘤。

体位与麻醉

• 俯卧位、胸部及髂嵴部位垫高，腹部悬空。

• 气管插管全身麻醉，深度肌松，控制性降压。

定　位

对于椎间盘向头端游离的情况，对侧入路

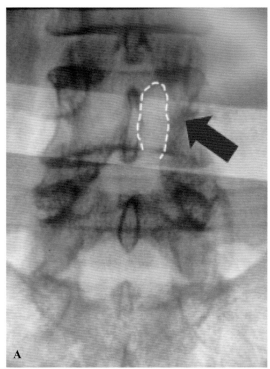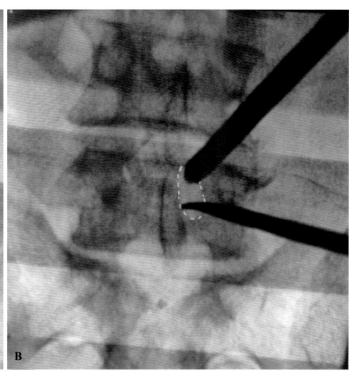

图 5-4-2　传统同侧入路过度切除椎板骨质病例正位 X 线片

A. 白色虚线示 L4 左侧椎板完全切除，红色箭头示峡部外侧骨质残留过少，易导致左侧 L4 下关节突断裂；B. 白色虚线示 L5 左侧椎板头端切除过多，左侧椎板尾端残留骨质较少，易导致 L5 节段后部的环状骨性结构断裂，造成腰痛

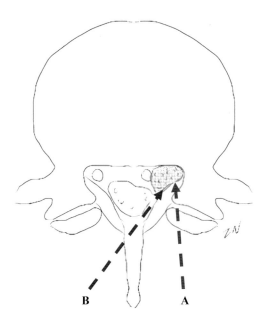

图 5-4-3　UBE 常规同侧入路和对侧入路的对比示意图

红线（A）所示方向为 UBE 常规同侧入路方向，经病灶同侧椎板黄韧带到达病灶位置，有时向头尾端切除广泛椎板造成峡部断裂，有时向外切除过多关节突关节造成医源性不稳；蓝线（B）所示为对侧入路方向，可以通过较小的椎板和板间入口抵达对侧相邻椎弓根之间 2 区、3 区的广大范围

一般选择椎板下入路（sublaminar approach）；对于向尾端脱垂的情况，一般选择经椎板入路（translaminar approach）。

椎板下入路的定位方法

· 按照第二章"一、颈椎的解剖"的方法先进行皮肤定位，然后根据近端内镜口的位置进行相应的调整。

· 因需要看到对侧出口根，所以内镜的通道位置应该低于椎弓根的下缘（图 5-4-4）。

经椎板入路的定位方法

· 经椎板入路的目标点位于下位椎体的棘突上方的基底部位置。

· 在定位的时候还是以对侧脱垂的间盘为中心做水平线，其与同侧椎弓根内缘线的交点近端 1.5 cm 为内镜通道，远端 1.5 cm 为操作通道（图 5-4-5）。

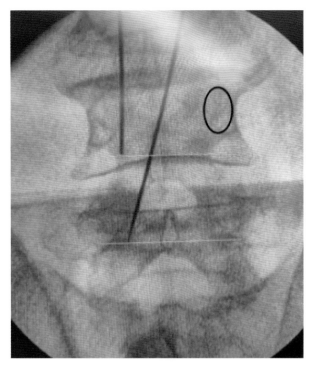
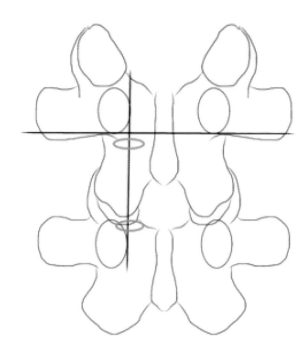

图 5-4-4　内镜通道的位置要低于椎弓根下缘蓝线及黄线

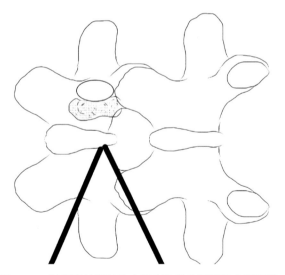

图 5-4-5　以脱垂的髓核为中线定位操作通道和内镜通道

手术步骤

椎板下入路

• 常规建立操作通道和内镜通道，先行同侧的减压。

• 近端的椎板下缘要多处理一部分，这样容

易观察对侧的结构。

• 棘突基底部尤其是近端部分重点打磨，显露出 "V 领"。

• 将对侧黄韧带从骨面上剥离，显露出对侧黄韧带近端止点。

• 切除对侧椎板下方骨质以扩大对侧头端的操作空间（图 5-4-6）。

• 完成同侧走行根的减压（图 5-4-7）。

• 对侧黄韧带止点的近端有丰富的血管，使用等离子止血剥离黄韧带近端止点（图 5-4-8）。

• 对侧黄韧带的切除（图 5-4-9）完成对侧的减压。

• 切除对侧黄韧带后，会看到对侧的硬膜和位于对侧出口根腋窝部位的一团脂肪（图 5-4-10）。

• 切除脂肪后会看到对侧的出口根（图 5-4-11）。

• 出口根的周围会有丰富的血管，应仔细止血（图 5-4-12）。

• 向上脱出的髓核一般位于腋窝部位，可将其摘除（图 5-4-13），椎间孔区域狭窄可见

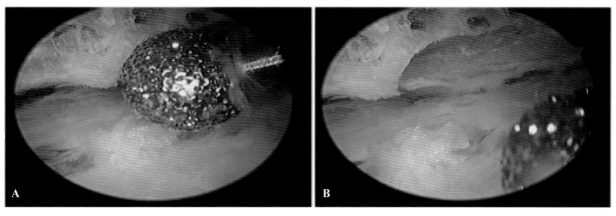

图 5-4-6　切除对侧椎板下方骨质以扩大对侧头端的操作空间（A、B）

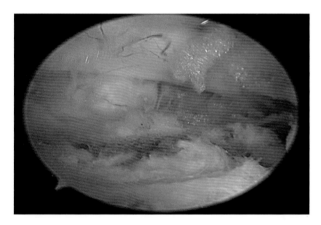

图 5-4-7　完成同侧走行根的减压

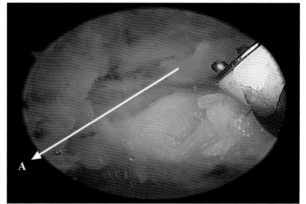

图 5-4-8　对侧黄韧带的近端止点（A）

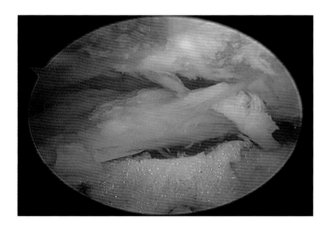

图 5-4-9　对侧的黄韧带

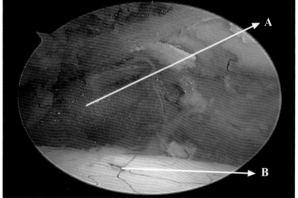

图 5-4-10　位于对侧出口根腋窝部位常规有一团
脂肪（A），B 为对侧的硬膜

上关节突的尖部切除减压椎间孔区域（图 5-4-14）。

• 最后完成对侧的双根减压（图 5-4-15 和图 5-4-16）。

经椎板入路

• 常规建立内镜通道和操作通道，减压同侧，然后于下位椎体的棘突基底部的上部开始用磨钻

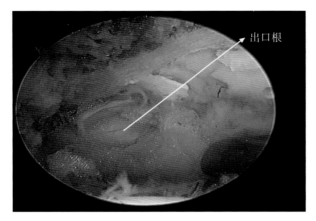

图 5-4-11　对侧的出口根

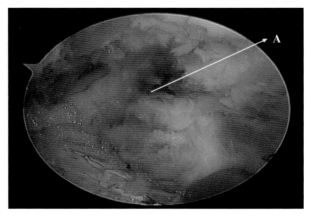

图 5-4-12　对侧出口根腋窝部位的血管（A）

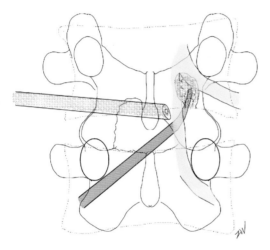

图 5-4-13　摘除向上脱出的髓核

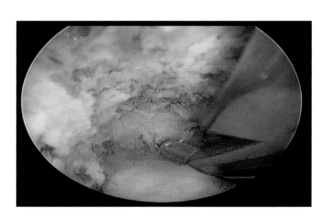

图 5-4-14　椎板咬骨钳切除上关节突尖部

打磨（图 5-4-17）。

· 向脱垂的方向继续打磨椎板，直至显露出对侧的椎弓根内壁及脱出的髓核组织。

· 将脱垂的髓核摘除（图 5-4-18 和图 5-4-19）。

技术要点

· 椎板下入路的方向是对侧的上位椎体的椎弓根内下壁（图 5-4-20）。术中不确定位置的情况下可透视定位。

· 经椎板入路的定位方向是对侧的下位椎体的椎弓根内壁（图 5-4-21），术中也可以通过 X 线确定。

· 椎板下入路寻找对侧的出口根可沿着黄韧带的走行寻找（图 5-4-22）。

· 一般发现脂肪和丰富的血管说明已经到达出口根的腋窝部位。这些都是寻找对侧出口根的重要的解剖标志。

· 经椎板入路是处理的对侧的椎板下皮质（图5-4-23）。

· 经椎板入路在处理棘突基底部的时候一定注意磨钻的方向，而不要直接突破棘突基底部（图5-4-24）。

· 对侧入路是 UBE 的特殊入路，也是应该熟练掌握的基本入路。选择合适的病例可避免不稳或融合的发生（图 5-4-25）。

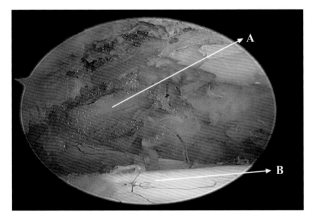

图 5-4-15　减压后的对侧出口根（A）和对侧硬膜（B）

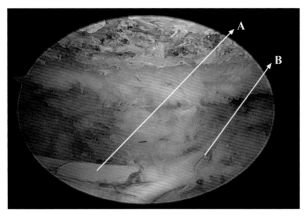

图 5-4-16　对侧硬膜（A）和对侧走行根（B）

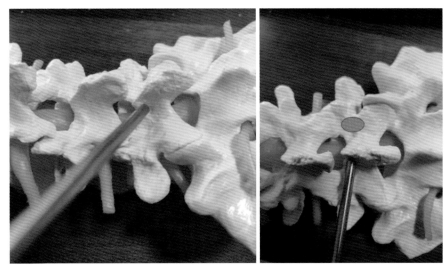

图 5-4-17　锚定点（dock）位于下位椎体的棘突基底部

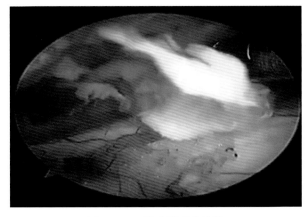

图 5-4-18　摘除脱垂的髓核

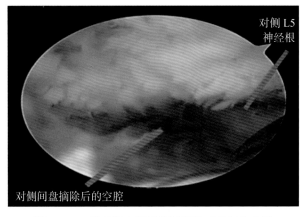

图 5-4-19　椎弓根内壁及摘除髓核后残留的空腔

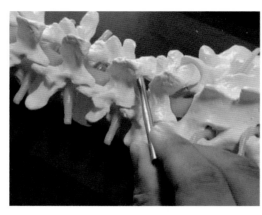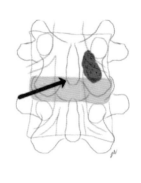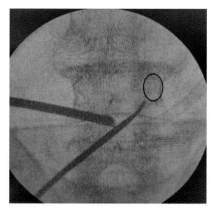

图 5-4-20　椎板下入路的方向是对侧的上位椎体的椎弓根内下壁

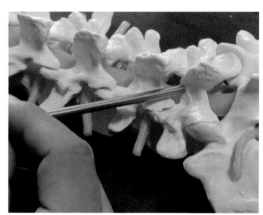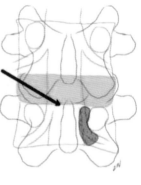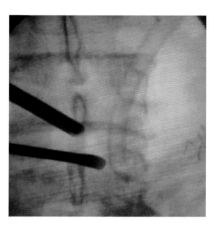

图 5-4-21　经椎板入路的定位方向是对侧的下位椎体的椎弓根内壁

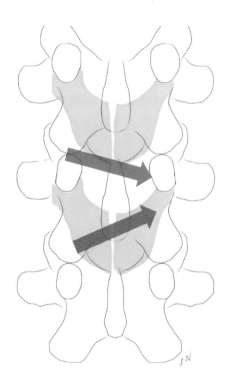

图 5-4-22　常见的两种对侧入路，即椎板下入路和
经椎板入路方向示意

蓝色箭头示意经椎板入路方向，需要从同侧椎板头端进入，经过对侧椎板下黄韧带没有覆盖的骨性区域，使用磨钻切削对侧部分椎板裸露的腹侧面，到达对侧尾端节段椎弓根的内壁；红色箭头示意椎板下入路的方向，需要从同侧椎板尾端进入，经对侧的黄韧带覆盖的软组织区域，切除黄韧带到达对侧头端节段椎弓根内下壁

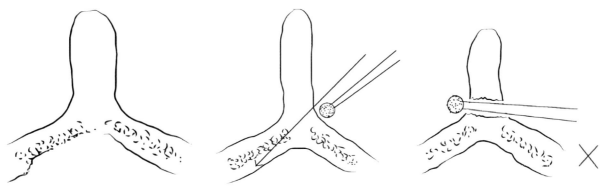

图 5-4-23　经椎板入路削磨对侧椎板下皮质

图 5-4-24　经椎板入路在处理棘突基底部的时候一定注意磨钻的方向，而不要直接突破棘突基底部

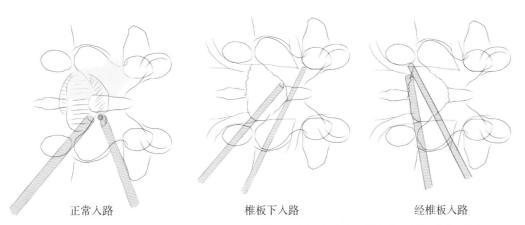

正常入路　　　　　　椎板下入路　　　　　　经椎板入路

图 5-4-25　总结正常入路、椎板下入路及经椎板入路的皮肤点、锚定点及目标点的不同

◇ 参 ◇ 考 ◇ 文 ◇ 献 ◇

[1] Dong HH, Su GJ, Park CW. Contralateral sublaminar approach for lumbar foraminal stenosis using biportal endoscopic surgery[M]. Advanced Techniques of Endoscopic Lumbar, 2020.

[2] Heo DH, et al. Contra-lateral sublaminar endoscopic approach for removal of lumbar juxtafacet cysts using percutaneous biportal endoscopic surgery: technical report and preliminary results[J]. World Neurosurgery, 2018.

[3] Kutbu DA, Jin-Sung K, Woong PC, et al. The bi-portal endoscopic decompression of exiting and traversing nerve roots through a single interlaminar window by a contralateral approach: technical feasibilities and morphometric changes of the lumbar canal and foramen[J]. World Neurosurgery, 2018, 117: 153-161.

五、ULIF 技术

双通道镜下融合是内镜监视下的融合手术，放大及水介质的术野将融合操作精细化。椎间隙的软骨终板的直视处理及椎间融合器全程直视下的置入大大提高了融合率和安全性。开放手术器械在内镜下的应用大大提高了镜下融合手术的效率。目前 ULIF 技术还是存在一定学习曲线。在熟练掌握单通道或双通道单纯间盘摘除或椎管狭窄技术基础上再逐渐开展此项技术。

适应证

- 腰椎退行性滑脱不稳。
- 腰椎真性滑脱不稳。

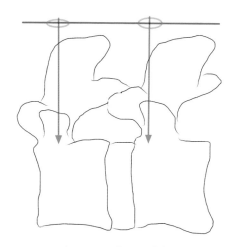

图 5-5-1　两个 5 mL 针管针头确定侧位上的经皮椎弓根螺钉的轨迹

- 重度腰椎管狭窄。
- 椎间隙塌陷双侧出口根受累。
- 单侧双根受累需同侧减压双根病例。

禁忌证

- 肿瘤、感染或 2 度以上滑脱病例。

体位与麻醉

- 俯卧位、胸部及髂嵴部位垫高，腹部悬空。
- 气管插管全身麻醉，深度肌松，控制性降压。

定　位

- 首先透视侧位，尽量确保椎间隙与地面垂直（具体可参阅第二章"一、颈椎的解剖"）。
- L5/S1 节段确保 L5 椎体与地面垂直。这样，透视正位时就不需要调整 C 臂的倾斜角度。
- 通过侧位，我们使用两个 5 mL 针管针头来确定责任间隙上下椎弓根的体表定位点（图5-5-1）。

• 左侧病例远端的进针点尽量贴近椎弓根的上部。这样更贴近于椎间隙。右侧病例近端进针点可贴近椎弓根中线或稍偏下的位置。这取决于左侧病例我们习惯远端置入椎间融合器，右侧病例习惯头端置入椎间融合器。L5/S1 例外，无论左侧还是右侧，笔者都会从头端置入椎间融合器。

• 正位透视确定棘突中线，椎弓根投影的内外缘连线。进一步确定侧位上定位点所在的两个水平线。

• 切口从内外缘连线中点在椎弓根水平线向外做切口（图 5-5-2）。

• ULIF 手术根据病变的不同，其锚定点也不同，如传统的退行性滑脱，锚定点位于传统的棘突与椎板交界位置（图 5-5-3）。对于真性滑脱病例，锚定点则位于关节突关节位置，也就是经关节突入路（图 5-5-4）。

手术步骤

建立操作通道（以下以 L4/L5 左侧入路为例）

• 切开皮肤、筋膜。放入第一级导杆置入 L4 棘突与椎板交界部位。随后沿一级导杆置入逐级

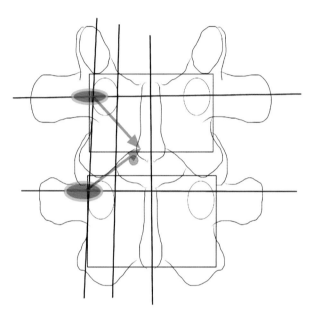

图 5-5-3 传统的锚定点位于棘突与椎板交界的位置

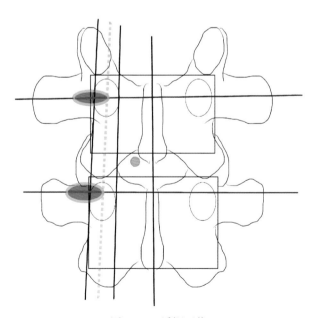

图 5-5-2 透视正位

红线是我们通过侧位定位的椎弓根螺钉置入的水平线。蓝线为棘突中线，椎弓根内外缘线。笔者喜欢从椎弓根"鹰眼"中份作为切口的起始点，向外做切口

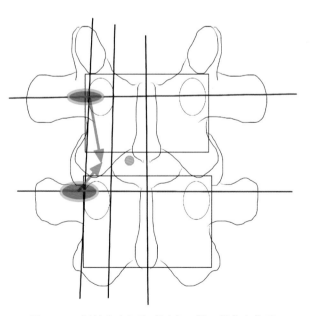

图 5-5-4 经关节突入路减压出口根，锚定点位于关节突关节位置

扩张导管。

- 同法建立内镜观察通道。

- 镜鞘注水在多裂肌三角区域扩大工作空间。助手扶持 UBE 拉钩牵拉位于外侧的多裂肌可进一步扩大工作空间，且保持出水通畅。

- 等离子刀头清理椎板间隙表面的软组织，显露 L4 棘突基底部、L4 椎板下缘、L4 下关节突及 L5 椎板上缘。

骨性切磨操作

- 磨钻从棘突基底部开始将椎板及棘突基底部骨质打薄。采用枪钳进一步咬除 L4 棘突基底部及椎板下缘直至显露黄韧带近段止点（图 5-5-5），以及同侧与对侧黄韧带的分界线 "V 领"。

- 咬除的骨质保留用于后续的椎间植骨。

- 骨凿从 L4 下关节突远端开始，分块凿除 L4 下关节突直至显露出位于下方的 L5 上关节突的尖部（图 5-5-6 和图 5-5-7）。

- 枪钳或磨钻处理同侧峡部骨质直至椎间孔区域黄韧带近端止点。

- 从 Corner 部位（L5 椎板上缘与 L5 上关节突内缘拐角的部位）开始用反向椎板咬骨钳处理骨质。

- 显露位于下方的同侧的 L5 神经根直至同侧 L5 椎弓根内壁。

- 向近段切除 L5 上关节突内缘及关节突的尖部。切除同侧的黄韧带（图 5-5-8~ 图 5-5-10）。

椎管内操作

- 采用小等离子刀头处理神经根周围及间盘表面的血管。

- 磨钻进一步修整 L5 上关节突残端，方便后续椎间融合器的置入。

- 采用 UBE 拉钩将神经根牵拉过中线。经 Quarterback K 通道置入一枚 1.5 mm 克氏针，紧贴拉钩置入到间盘或椎体的中线位置来阻挡被牵拉开的硬膜和神经根（图 5-5-11 和图 5-5-12）。

- 小头等离子确定椎间隙的上下界限（图 5-5-13）。

- 采用普通长柄小圆刀片在纤维环上开窗。

- 插入绞刀处理椎间隙（图 5-5-14）。髓核钳摘除间盘组织。等离子、软骨终板剥离器、刮齿、刮刀处理上下软骨终板（图 5-5-15）。放入试模确认椎间融合器的大小及椎间隙的方向（图 5-5-16）。

植骨

- 椎间置入载有碎骨粒的透明管，并用推杆

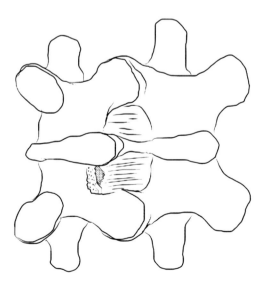
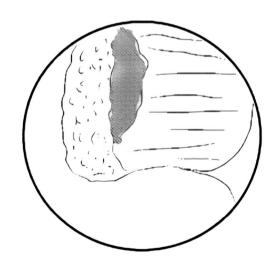

图 5-5-5 枪钳咬除 L4 棘突基底部及椎板下缘显露黄韧带近段止点示意图

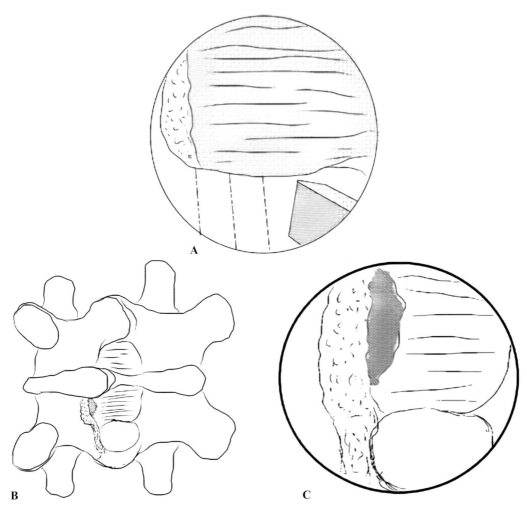

图 5-5-6 下关节突切除

A. 下关节突的分段切除示意图；B、C. 下关节突切除后显露出上关节突关节面示意图

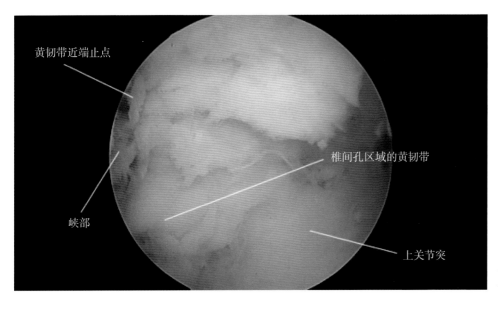

黄韧带近端止点

峡部

椎间孔区域的黄韧带

上关节突

图 5-5-7 显露到关节突尖部及上方的椎间孔区域的黄韧带镜下图像

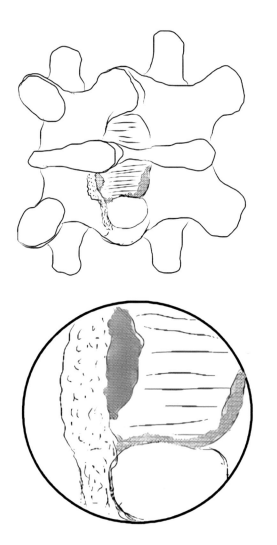

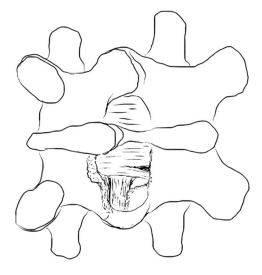

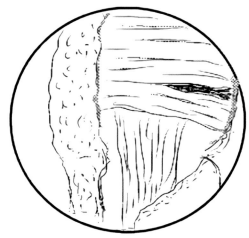

图 5-5-8 切除 L5 椎板上缘及上关节突内缘示意图

图 5-5-10 切除黄韧带后解剖示意图

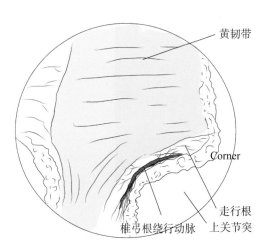

黄韧带

Corner

椎弓根绕行动脉　上关节突

走行根

图 5-5-9 骨性削磨工作完成后镜下解剖示意图

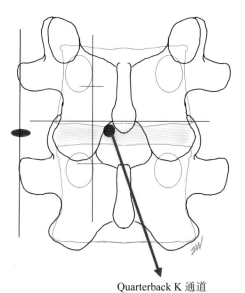

Quarterback K 通道

图 5-5-11 Quarterback K 通道定位

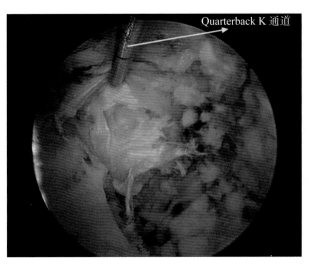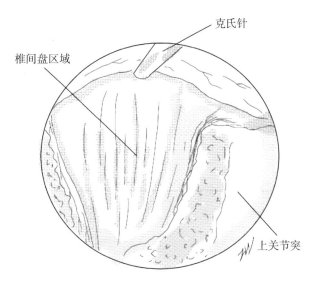

图 5-5-12　经 Quarterback K 通道置入的克氏针固定在椎间盘上向内拉开走行根

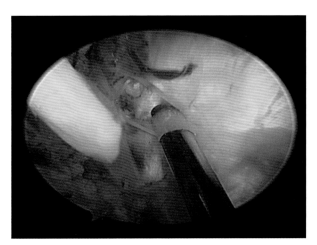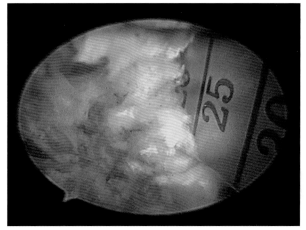

图 5-5-13　采用 306 刀头试探椎间盘的上下界限，软的为纤维环，硬的为椎体

图 5-5-14　铰刀预处理椎间隙

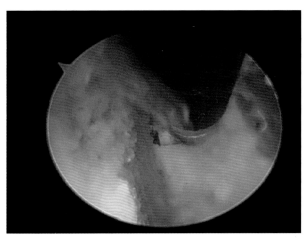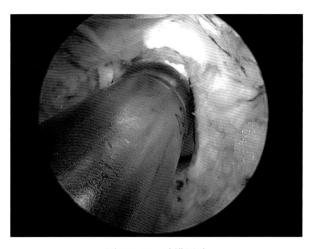

图 5-5-15　处理椎间隙

图 5-5-16　试模测试

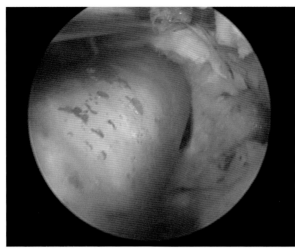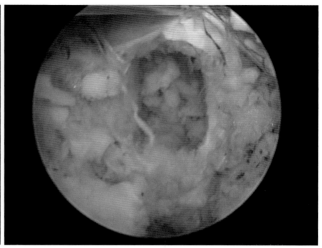

图 5-5-17　椎间植骨

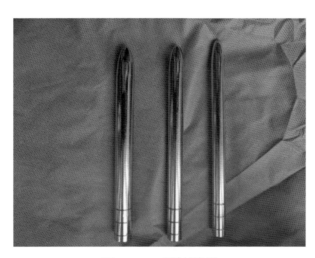

图 5-5-18　皮肤扩张器

将碎骨粒植入椎间隙（图 5-5-17）。采用试模打压。

- 使用皮肤扩张器扩张皮肤切口（图 5-5-18）。置入特殊的 UBE 镜下融合拉钩（图 5-5-19~图 5-5-21）。在拉钩导引下置入合适尺寸的椎间融合器。采用横置工具将椎间融合器调横（图 5-5-22）。透视确定椎间融合器位置和深度。

- 排水管反复冲洗术野。如对侧存在症状，可行对侧减压，对侧关节突关节的切除松解有利于滑脱较重病例的复位。

- 如果存在椎间孔区域的狭窄或椎间孔区域及孔外的间盘突出，可将上关节突尖部切除扩大，显露出出口根（图 5-5-23）。

- 减压彻底后，紧贴切口内缘放入引流管一根（图 5-5-24），缝合固定。

经皮椎弓根钉置入

- 减压侧的两个切口可用来置入椎弓根螺钉。

- 先减压后置钉可能存在损伤神经结构的风险，所以在置钉过程中不应该偏离椎弓根的水平。

- 横行的切口虽然对于减压和置入椎间融合器方便，但是在经皮穿棒方面不如纵行切口。

- 置钉要尽量偏外，外展角度大，这样可以避免对关节突的损害。

技术要点

如何确定椎间隙？

- 镜下，我们可以使用小圆刀片或小的射频刀头来感知椎间隙的上缘和下缘。

- 另外，确定下位椎体椎弓根上壁也可确定椎间隙的下缘，因为两者间距 2~3 mm（图 5-5-25 和图 5-5-26）。

- 沿椎间隙的上下界限在纤维环上做一个长方形的开窗。

特殊的 UBE 拉钩

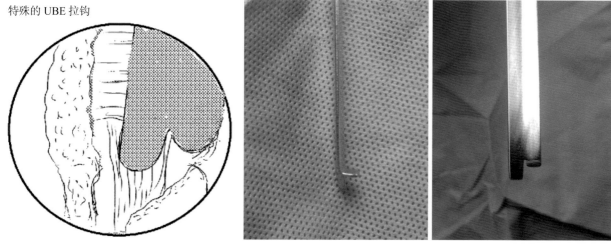

图 5-5-19 特殊的 UBE 拉钩,前端两齿,一个置入椎间隙指示方向,另一个向后弯曲保护走行根

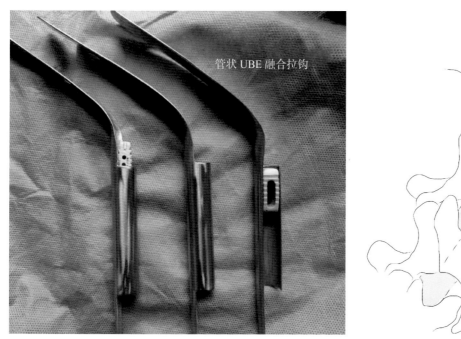

管状 UBE 融合拉钩

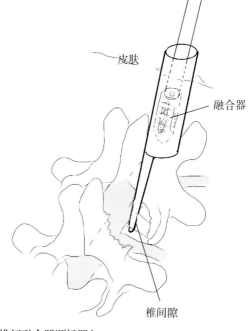

图 5-5-20 管状 UBE 融合拉钩可方便椎间融合器顺畅置入

如何确保椎间融合器置入位于中线?

- 上关节突的内外缘界限提示的解剖界限是同侧椎弓根投影的内外缘,也就是椎间孔的区域。
- 在此区域置入椎间融合器肯定是偏外的,所以要尽量向中线牵拉硬膜和神经根,然后紧贴拉钩置入椎间融合器,一般是位于中线位置。
- Quarterback K 通道置入的克氏针可确定中线的位置所在(图 5-5-27)。

椎间融合器置入技巧

- 对于左侧的病例,通常经远端操作口置入椎间融合器。
- 上关节突的残留部分往往是阻挡椎间融合器顺利置入的障碍。
- 在神经根拉钩保护下采用磨钻修整残留的上关节突有利于椎间融合器的置入。
- 右侧病例一般选择经头端通道置入椎间融

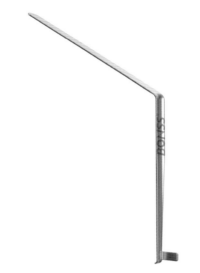

图 5-5-21　双根拉钩可同时保护走行根和出口根

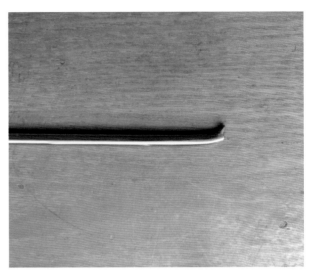

图 5-5-22　椎间融合器横置器械

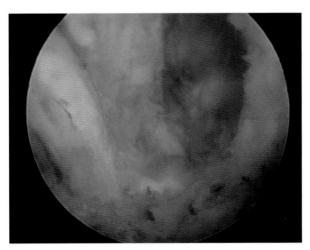

图 5-5-23　出口根

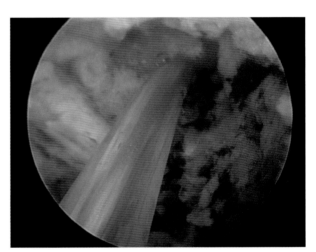

图 5-5-24　放置引流管至椎间隙

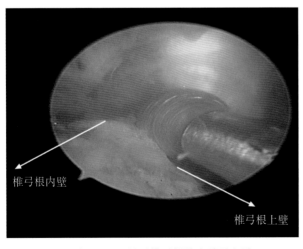

椎弓根内壁

椎弓根上壁

图 5-5-25　显露椎弓根的内壁及上壁

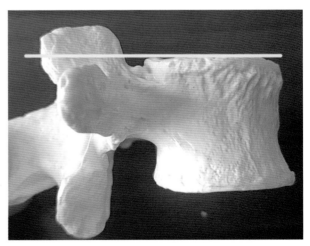

图 5-5-26　椎弓根上壁上方 2~3 mm 可能就是
椎间隙的下缘

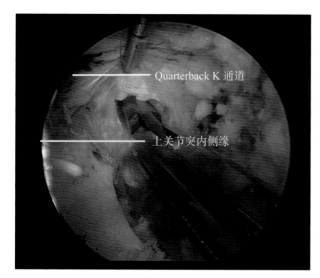

图 5-5-27 上关节突内缘还有 Quarterback K 通道置入的克氏针都可以作为确定中线的标志

合器，尤其是 L5/S1 病例。

· 峡部骨质可能是椎间融合器置入的主要遮挡物。峡部骨质磨除直至上关节突尖部露出，椎间孔区域的黄韧带上缘显露即可。

· 椎间融合器置入的方向可参考绞刀方向、试模方向和拉钩的方向。

· 除了沿椎间隙方向置入以外，还要控制旋转，所以安置椎间融合器的手柄可作为控制旋转的体外参考。

· 镜下控制旋转，可事先通过等离子头的方向来调整镜子的正确方位，然后调整椎间融合器的方向。

· L5/S1 左侧病例椎间融合器置入是相对困难或角度不方便的情况。

· L5/S1 头倾角度的问题，右侧相对左侧简单。

· 左侧病例如果左手持镜子、右手操作，经过位于远端的操作通道放置融合器操作舒适性差（图 5-5-28）。最佳的方式是左手操作、右手持镜子，这样椎间融合器置入的角度是合适的（图 5-5-29）。

· 椎间融合器置入过程中位于近端的出口根是个盲区（图 5-5-30），故对于 L5/S1 左侧病例可采用双根拉钩来确保椎间融合器置入过程的安全性（图 5-5-31）。

椎间融合器横置技巧

· 椎间融合器的横置是有优势的。

· 首先前横置经过后方的钉棒加压可恢复腰椎前凸角度（图 5-5-32）。

· 横置的长椎间融合器不容易退出并且可以达到从一侧椎弓根到达另一侧椎弓根的理想位置（pedicle-to-pedicle），也不容易出现融合器下沉（图 5-5-33）。

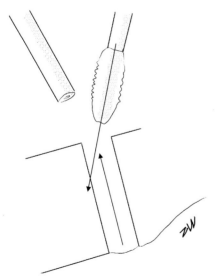

图 5-5-28 头倾角度问题，经过位于远端的操作口置入椎间融合器是困难的

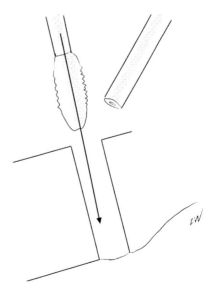

图 5-5-29 从头端置入融合器角度是合适的

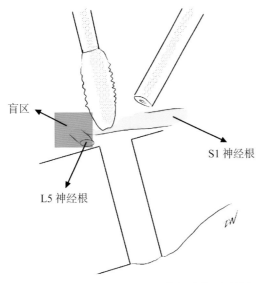

图 5-5-30　头端的出口根在置入椎间融合器时是个盲区

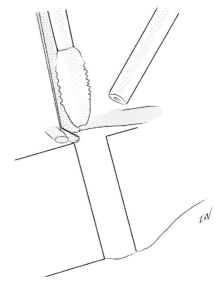

图 5-5-31　双根拉钩可以在头端置入融合器的同时保护出口根和走行根

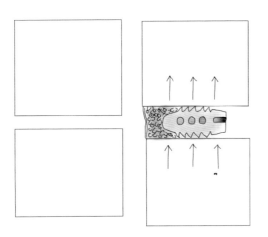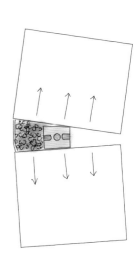

图 5-5-32　椎间融合器的前横置恢复前凸

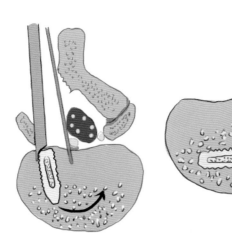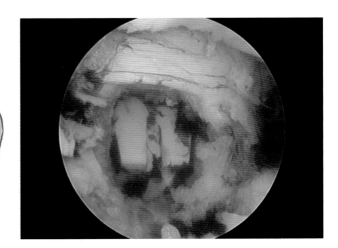

图 5-5-33　椎间融合器的横置

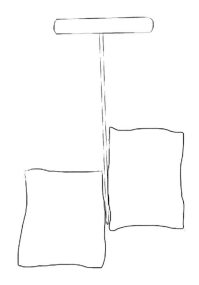

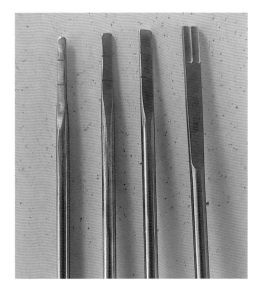

图 5-5-34　7 mm 以下的铰刀

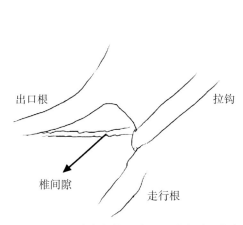

图 5-5-35　牵拉走行根偏中线置入融合器更安全

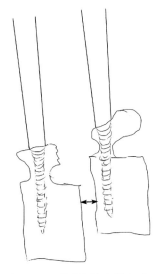

图 5-5-36　落差置钉提拉复位

- 椎间融合器横置需要特殊的器械，需要在椎间融合器不完全置入椎间隙前进行调整，并且对侧的间盘需要摘除彻底。这样会有利于椎间融合器的旋转。

双椎间融合器置入技巧

- 双椎间融合器的置入有两种形式：一种是两个椎间融合器纵向平行置入；另一种是两椎间融合器横置平行排列。后者可搭配不同高度的椎间融合器实现腰椎的前凸。目前经过张氏通道也可经过对侧置入第 2 个椎间融合器。

二度滑脱伴椎间隙塌陷镜下融合技巧

- 椎间隙的充分松解和后方关节突关节的去除是复位的根本。
- 二度滑脱合并椎间隙塌陷的病例要注意出口根的损伤。
- 对于此类病例，我们更倾向于向中央操作（图 5-5-34），采用最小的铰刀来处理狭窄的椎间隙（图 5-5-35）。
- 钉棒的落差置钉有利于复位（图 5-5-36）。
- 对于骨质疏松患者，为了避免拔钉，可采

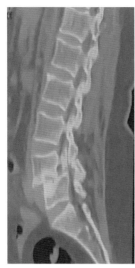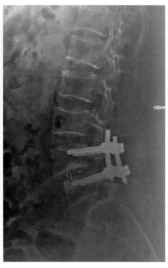

图 5-5-37 二度滑脱 ULIF 病例

用骨水泥椎弓根螺钉或原位融合（图 5-5-37）。

关节突及峡部去除的范围

• 关节突及峡部足够安全的减压可在不破坏椎弓根的情况下无遮挡地置入椎间融合器。

• 对于左侧入路，我们习惯于从远端通道置入椎间融合器。椎弓根内壁及上壁的显露，可减少上关节突对椎间融合器的遮挡。内壁的显露可以从 Corner 开始，向外减压，直至无法置入枪钳。椎弓根上壁一般位于下位椎体上终板下方 1~2 mm。

• 对于右侧入路，一般选择从近段置入。峡部容易遮挡椎间融合器的置入。峡部显露至上关节突尖部稍偏上方一点即可，也可参考上位椎体下终板水平。

• 无论如何去除，都不要损伤到椎弓根的上壁和下壁。

出口根显露与保护

• 对于上位腰椎走行根与出口根夹角小的病例及椎间隙塌陷出口根下移的病例，镜下融合在置入椎间融合器过程中融合损伤到出口根。这时需偏中线置入椎间融合器及采用特殊拉钩来辅助椎间融合器置入。

并发症的处理与预防

• 镜下融合常见的并发症包括神经根损伤、硬膜损伤及 L5 神经根麻痹。前两者往往与视野不清、椎管内狭窄粘连较重有关。

• 预防还是尽量避免涡流现象发生，仔细止血，良好麻醉获取清晰术野。

• 对于黄韧带肥厚、椎管内粘连较重的病例，应尽量将整块黄韧带游离切除。

• 对于 5 mm 之内的硬膜损伤可覆盖生物胶、明胶海绵等，放置引流，观察引流量，对症处理。对于超过 5 mm 的硬膜损伤，需要镜下缝合或小的夹片关闭硬膜。

• L5 神经根麻痹通常与神经根的长时间过度牵拉有关。神经根拉钩牵拉之前，应该对神经根进行充分松解，尤其是神经根周围的束带。这样可以增加神经根的活动度。

◇ 参 ◇ 考 ◇ 文 ◇ 献 ◇

[1] Gatam AR, Luthfi O, Mahadhipta H, et al. Unilateral biportal endoscopic lumbar interbody fusion. Technical note and surgical comparison with conventional MIS TLIF[J]. 2020.

[2] Heo DH, Eum JH, Jo JY, et al. Modified far lateral endoscopic transforaminal lumbar interbody fusion using a biportal endoscopic approach: technical report and preliminary results[J]. Acta Neurochirurgica, 2021, 163(4): 1205-1209.

[3] Heo DH, Son SK, Eum JH, et al. Fully endoscopic lumbar interbody fusion using a percutaneous unilateral biportal endoscopic technique: technical note and preliminary clinical results[J]. Neurosurgical FOCUS, 2017, 43(2): E8.

[4] Ju-Eun K, Dae-Jung C. Biportal endoscopic transforaminal lumbar interbody fusion with arthroscopy[J]. Clinics in Orthopedic Surgery, 2018, 10(2): 248.

[5] Kim JE, Yoo HS, Choi DJ, et al. Comparison of minimal invasive versus biportal endoscopic transforaminal lumbar interbody fusion for single-level lumbar disease[J]. Clinical Spine Surgery, 2020.

六、ExTLIF 技术

Jin Hwa Eum 教授首次发表了 ExTLIF（extreme transforaminal lumbar interbody fusion）手术的系列病例。该手术技术最大的特征是可以置入更大的 cage（融合器），置入 cage 的路径是经过 Kambin 三角，需要术中测量 Kambin 三角的底边长度。它是专属于双通道的一种融合技术，可以将 cage 斜插横置，具有十分广阔的应用价值和前景，是双通道下新融合方式的代表。

适应证

• 该技术的设计初衷是为了一个更好的椎间融合效果及腰椎的曲度的恢复。ExTLIF 的适应证与传统的 TLIF 手术是一致的，包括腰椎退行性滑脱、峡部裂滑脱、腰椎重度椎管狭窄及椎间孔狭窄病例。

禁忌证

• 由于需要经过出口根与走行根之间置入一个 OLIF 的大尺寸 cage，所以上腰椎不适合采用该技术，如 L1/L2 和 L2/L3 节段。LEK 测量的长度 < 15 mm，建议采用普通宽度的 TLIF cage。

体位与麻醉

• 俯卧位、胸部及髂嵴部位垫高，腹部悬空。
• 气管插管全身麻醉，深度肌松，控制性降压。

定　位

• 根据病变的不同，会有两种入路的定位方法。对于需要双侧减压的病例，操作口及内镜口的位置与传统的 ULIF 技术的定位一样，但是需要在椎间隙水平线与椎弓根外缘旁开 2 cm 纵线的交点位置附加一个 Quarterback cage 切口来放置大的 cage（图 5-6-1）。
• 对侧单侧症状病例，可选择椎弓根外缘旁开 2 cm 纵线与上下椎弓根水平线的交点作为操作口与内镜口（图 5-6-2）。

手术步骤

双侧症状

• 传统入路的减压与 ULBD 的减压步骤是一致的，但是 cage 置入侧需要充分显露同侧的出口根，充分地切开纤维环，约 2 cm 的长度，这个可

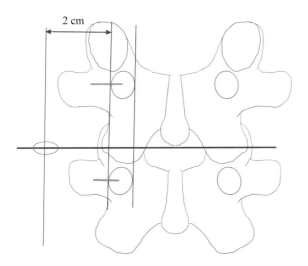

图 5-6-1　双侧减压体表定位

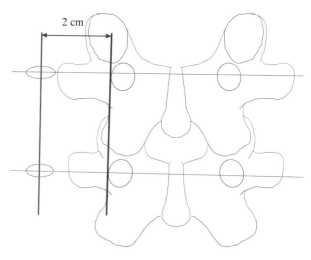

图 5-6-2　单侧减压体表定位

通过镜下的尺子进行测量。充分的切除同侧及对侧的间盘组织，尤其是同侧靠外的纤维环及间盘组织及对侧的间盘组织，这对于大 cage 的置入是有帮助的。

• 置入大尺寸的试模需要测量置入的 cage 的高度，并进行"挂挡试验"评测 cage 旋转的可能性评估（图 5-6-3）。然后选择合适大小的 cage 置入，通过透视来监测 cage 置入的深度及角度。当

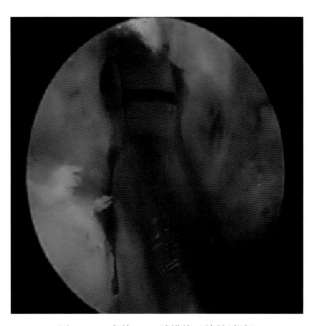

图 5-6-3　大的 cage 试模的"挂挡试验"

cage 的前端位于对侧棘突中线与对侧椎弓根内壁之间时可开始旋转 cage（图 5-6-4）。整个 cage 的置入过程中需要时刻保护走行根及出口根，可采用克氏针、双根拉钩或者镜外鞘管拉钩来保护出口根。

单侧症状

• 单侧症状的操作过程类似于椎旁入路，需要显露出峡部及关节突关节。但是双下关节突要广泛切除，椎间隙的处理及 cage 的置入如前所述。

• 由于内镜通道和操作通道都比较靠外侧，所以 cage 可以通过操作通道置入而不需要额外附加通道，但是在置入 cage 的时候还是需要在内镜通道置入镜外鞘管拉钩或克氏针（图 5-6-5）来对出口根进行保护，或者经过操作通道置入双根拉钩（图 5-6-6）。随后使用专门的工具进行 cage 的调横（图 5-6-7）。

技术要点

• 大 cage 的置入的根本是 Kambin 三角的扩大和延伸，所以需要做到上下关节突的广泛切除来获取置入的充分空间（图 5-6-8）。

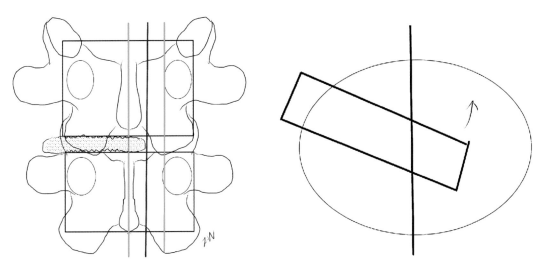

图 5-6-4　术中透视确保 cage 的前端位于对侧棘突中线与对侧椎弓根内壁之间时可开始旋转 cage

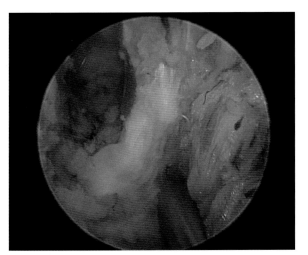

图 5-6-5　克氏针遮挡帮助出口根

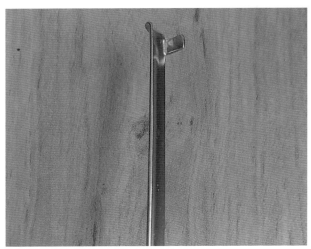

图 5-6-6　双根拉钩

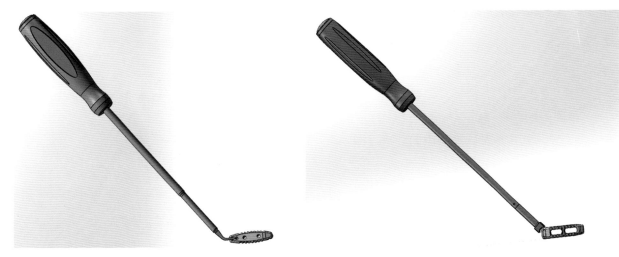

图 5-6-7　调横专门工具（图片由威高公司提供）

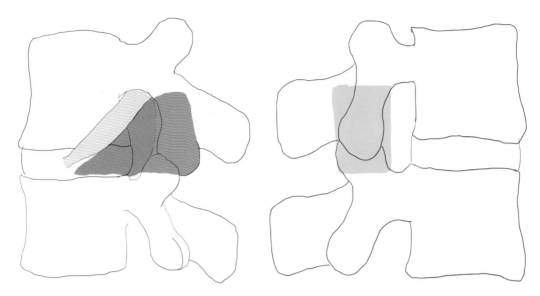

图 5-6-8 关节突关节的充分切除使 Kambin 三角扩大是置入大 cage 的根本

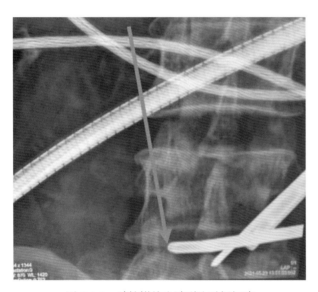

图 5-6-9 髓核钳的尖端到达对侧间隙

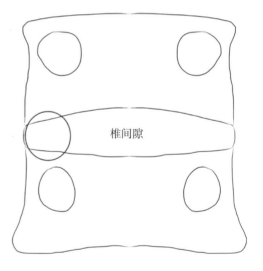

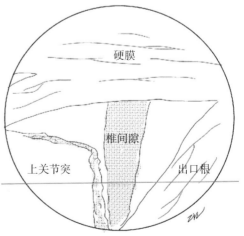

图 5-6-10 椎间隙外侧区域的处理有利于
大 cage 的旋转

• 椎间隙的处理一定要充分，这是 cage 能够旋转的关键，尤其是对侧椎间隙的处理（图 5-6-9）。椎间隙的外缘也是限制 cage 旋转的一个区域，该区域的间盘处理，甚至使用磨钻将其扩大，有利于大 cage 的旋转（图 5-6-10）。

• 重视对出口根的保护，使用克氏针、双根拉钩或镜外鞘管拉钩进行保护（图 5-6-11）。

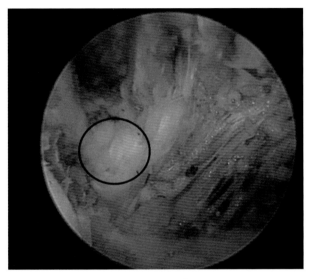

图 5-6-10 （续）

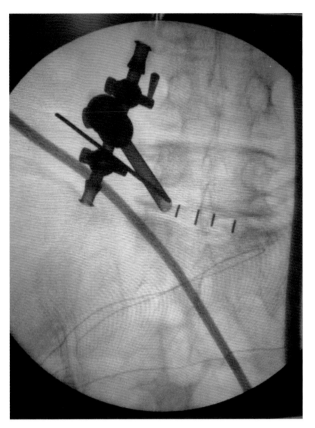

图 5-6-11　克氏针保护出口根

◇ 参 ◇ 考 ◇ 文 ◇ 献 ◇

[1] Eum JH, Park JH, Song KS, et al. Endoscopic extreme transforaminal lumbar interbody fusion with large spacers: a technical note and preliminary report[J]. Orthopedics, 2022, 45(3): 163-168.

[2] Kamson S, Lu D, Sampson PD, et al. Full-endoscopic lumbar fusion outcomes in patients with minimal deformities: a retrospective study of data collected between 2011 and 2015[J]. Pain Physician, 2019 Jan, 22(1): 75-88.

[3] Lin GX, Chen CM. A pilot study of endoscope-assisted MITLIF with fluoroscopy-guided technique: intraoperative objective and subjective evaluation of disc space preparation[J]. BMC Surg, 2022, 23, 22(1): 109.

[4] Schnake KJ, Rappert D, Storzer B, et al. Lumbar fusion-indications and techniques[J]. Orthopade, 2019 Jan, 48(1): 50-58.

[5] Spiker WR, Goz V, Brodke DS. Lumbar interbody fusions for degenerative spondylolisthesis: review of techniques, indications, and outcomes[J]. Global Spine J, 2019, 9(1): 77-84.

七、UBE 辅助第三切口

开展 UBE 技术通常需要两个切口，一个切口用于观察通道的建立，另一个切口用于操作通道的建立。但有时为了操作方便和提高手术成功率，可在同侧增加第三切口辅助牵开神经组织，或对侧增加操作通道，使用普通的枪钳就很轻松地达到充分减压。辅助第三切口的应用根据需求可以灵活选择，本节将对该技术进行论述。

适应证

- 对侧 Corner 舒适充分减压。
- 复杂滑脱病例对侧结构辅助松解。
- 真性滑脱双侧减压的对侧辅助切口。
- 提升自体骨植骨量的辅助切口。
- ExTLIF 对侧间隙处理，其至对侧外侧纤维环处理的辅助口。
- 双 cage（融合器）对侧置入 cage 切口。
- 当然对侧附加切口一般是作为操作口，但是有时可作为观察口来完成同侧（术者侧）双根的减压，从而完成四根的充分减压。
- Quarterback K 切口用于置入克氏针，充当拉钩作用。
- Quarterback cage 切口用于 ExTLIF 选择 paramedian 入路时大 cage 的置入。

- 颈椎对侧切口辅助颈椎 UBE ULBD 的对侧减压。

禁忌证

- 椎板间隙重度狭窄、肿瘤或感染。

体位与麻醉

- 俯卧位、胸部及髂嵴部位垫高，腹部悬空。
- 气管插管全身麻醉，深度肌松，控制性降压。

定　位

张氏通道（Zhang's portal）

- 行 ULBD 手术时，对侧 Corner 结构的充分减压是存在一定限制的。
- 经验不足时可能存在对侧症状改善不如同侧减压疗效的问题。
- 处理对侧时，上关节突内缘、下位椎体椎板上缘有时很难通过合适的工具来进行充分的切除减压。
- 对侧附加一个操作通道，使用普通的枪钳就很轻松地达到充分减压。该通道为张氏通道。其定位实际上是同侧操作口的镜像（图 5-7-1）。

Quarterback K 通道

• Quarterback K 通道是同侧的第三辅助克氏针通道。主要应用于 UBE 镜下融合手术定位的位置：棘突同侧内缘线与椎间隙水平线的交点（图 5-7-2）。

Quarterback cage 通道

• Quarterback cage 通道用于 ExTLIF 选择旁中间入路时大 cage 置入的通道。由于偏外的切口置入 cage 其角度更加水平，容易调横。

• 其定位是椎弓根外缘外侧 2 cm 纵线，与椎间隙水平线的交点为切口位置（图 5-7-3）。

颈椎对侧第三切口

• 定位：正位上位于间隙水平线与对侧侧块中线交点远端 0.5 cm 的位置（图 5-7-4）；侧位上要位于侧块关节线以远（图 5-7-5）。

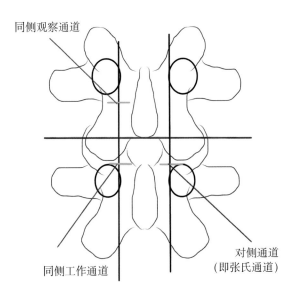

图 5-7-1　张氏通道

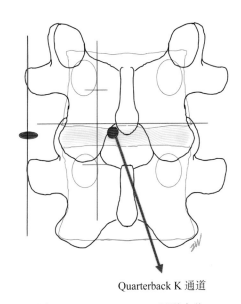

图 5-7-2　Quarterback K 通道定位

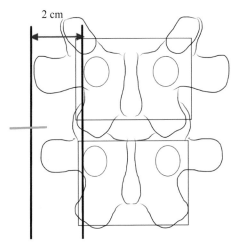

图 5-7-3　Quarterback cage 通道

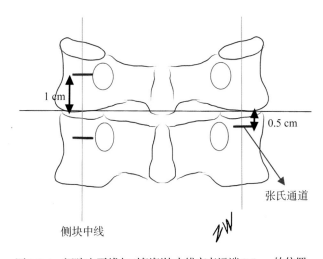

图 5-7-4　间隙水平线与对侧侧块中线交点远端 0.5 cm 的位置

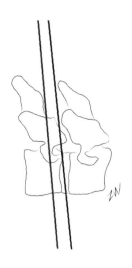

图 5-7-5　侧位定位于侧块关节线尾端

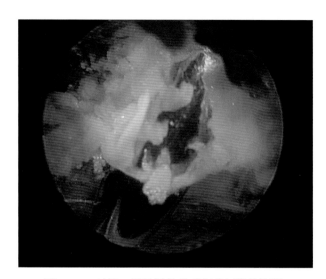

图 5-7-6　对侧一级导杆触碰对侧黄韧带的位置，
由此突破黄韧带建立对侧通道

手术步骤

腰椎张氏通道（一般减压）

• 需要在同侧内镜监视下建立，内镜可以看到对侧椎板间隙的浅层的黄韧带。

• 由对侧定位好的切口置入一级导杆至对侧棘突椎板交界的位置或者对侧的椎板间隙区域。这样内镜会看到对侧的一级导杆触碰对侧黄韧带的位置，可由此突破黄韧带建立对侧通道（图5-7-6）。

• 如果对侧黄韧带很厚，也可用一级导杆抵至对侧黄韧带，经同侧操作口置入等离子刀头将其抵碰的软组织切除。

• 对侧器械的置入一般位于对侧下关节突远端与下位椎体棘突上方基底部之间（图5-7-7）。

• 可经对侧切口置入等离子刀头进一步扩大通道（图5-7-8）。扩大通道操作在关节镜下完成，

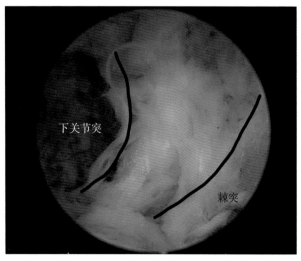

图 5-7-7　对侧器械的置入位于对侧下关节突远端与
下位椎体棘突上方基底部之间

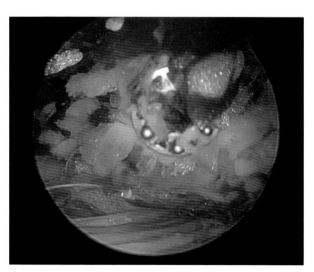

图 5-7-8　经对侧切口置入等离子刀头
进一步扩大通道

安全且高效。

· 同侧已形成了顺畅的进出水通道，对侧通道不需要像同侧操作通道一样具有出水功能，仅需足够操作即可。

· 椎板咬骨钳可处理对侧 Corner 部位（图 5-7-9）。经同侧的工作通道难以通过椎板咬骨钳处理对侧 Corner 部位，只能通过刮勺或磨钻越过硬膜处理，显然对侧切口降低了对侧减压的难度。

· 也可通过对侧切口置入小的刀头进行止血（图 5-7-10）。

· 对侧的侧隐窝的减压也很舒适（图 5-7-11）。经对侧切口使用枪钳减压侧隐窝角度更为合适，效率更高。

· 对侧椎板上缘的减压（图 5-7-12），直至减压到对侧的椎弓根内壁（图 5-7-13）。也可经对侧置入引流管，预防术后血肿形成（图 5-7-14）。

腰椎张氏通道（对侧 cage 置入）

· 为了经对侧置入 cage，对侧张氏通道的切口要更偏近端椎间隙水平和偏外，并且可选择纵

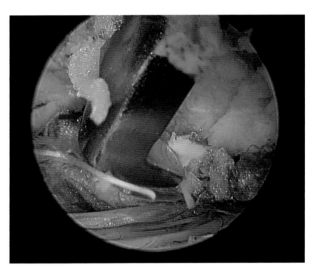

图 5-7-9　椎板咬骨钳处理对侧 Corner 部位

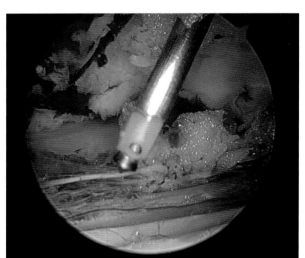

图 5-7-10　刀头进行止血

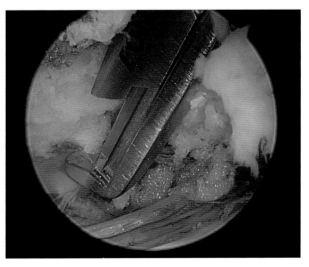

图 5-7-11　对侧侧隐窝减压

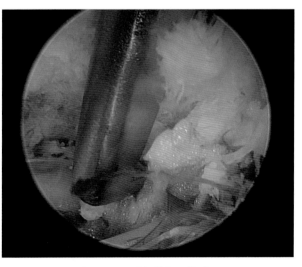

图 5-7-12　对侧椎板上缘减压

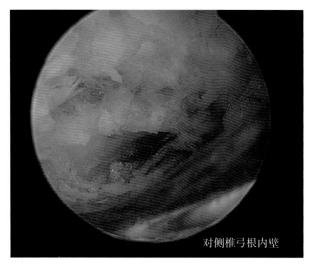

图 5-7-13　减压至对侧椎弓根内壁

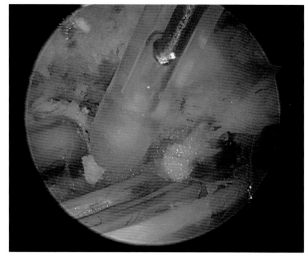

图 5-7-14　经对侧置入引流管

行切口。

• 通过同侧或对侧切口将对侧的下关节突凿除（图 5-7-15）。

• 切除对侧的上关节突尖部及内侧 1/3（图 5-7-16）。

• 经对侧切口置入纤维环切刀切开纤维环（图 5-7-17）。

• 铰刀处理对侧椎间隙，并摘除对侧间盘，这是在经同侧通道置入 UBE 拉钩后保护对侧硬膜和神经基础上的（图 5-7-18）。

• 置入试模评估需要多大尺寸的 cage（图 5-7-19）。

• 最后置入 cage（图 5-7-20）。

• 同侧椎间隙可以看到对侧放入的 cage（图 5-7-21），经同侧再置入一枚 cage（图 5-7-22）。

• 透视双 cage 位置（图 5-7-23）。

Quarterback K 通道

• 可在定位点用尖刀片做一小切口，经切口插入 1.5 mm 或 2 mm 的克氏针，在内镜监视下看到克氏针。

• 经操作口置入 UBE 拉钩，将硬膜及神经根

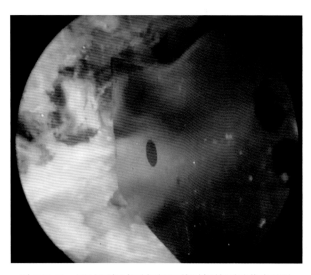

图 5-7-15　通过同侧或对侧切口将对侧的下关节突凿除

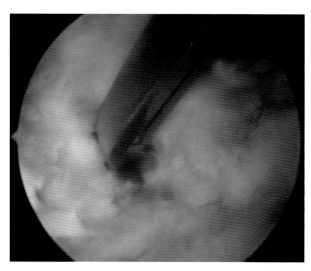

图 5-7-16　切除对侧的上关节突尖部及内侧 1/3

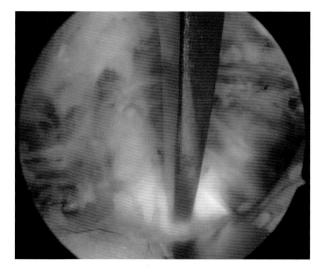

图 5-7-17 经对侧切口置入纤维环切刀切开纤维环

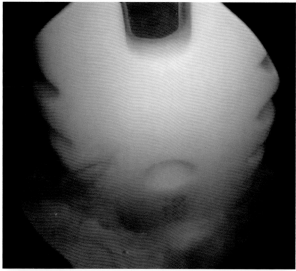

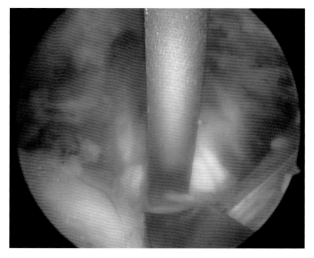

图 5-7-18 铰刀处理对侧椎间隙，并摘除对侧间盘

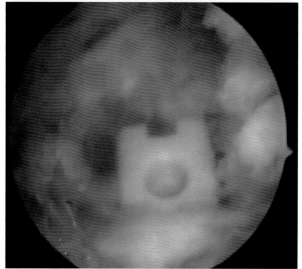

图 5-7-20 置入 cage

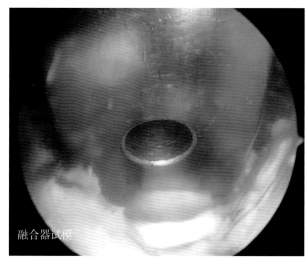

融合器试模

图 5-7-19 置入试模评估需要多大尺寸的 cage

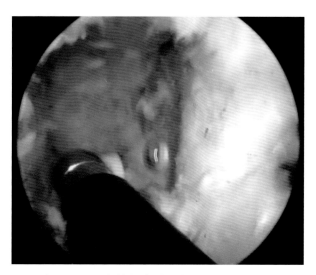

图 5-7-21 同侧椎间隙可以看到对侧放入的 cage

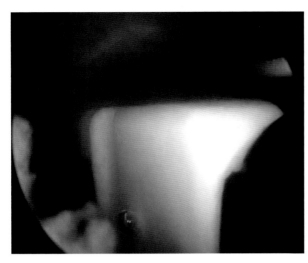

图 5-7-22 经同侧再置入一枚 cage

牵拉至中线位置，然后进一步置入克氏针紧贴 UBE 拉钩置入椎间隙或椎体上（图 5-7-24）。最好选用带刻度的克氏针，这样可控制克氏针插入的深度。

Quarterback cage 通道

• 可沿定位点倾斜置入克氏针来确定克氏针

的走行方向是否是你需要的 cage 置入的角度。

• 沿克氏针做切口，依次切开皮肤、筋膜，沿克氏针置入逐层扩张导管扩张皮肤及筋膜。

• 最后经该通道置入 cage，透视确定 cage 的位置。

颈椎张氏通道（对侧减压）

• 通过同侧的操作口经棘间韧带的底部显露对侧的椎板（图 5-7-25）。

• 经对侧定位的切口置入一级导杆，在同侧内镜监视下可见到一级导杆位置（图 5-7-26）。

• 经同侧置入磨钻处理上位椎体的棘突基底部（图 5-7-27）。

• 这样能够看到上位椎体对侧的椎板（图 5-7-28）。

• 经对侧第三切口置入磨钻来处理对侧的椎板（图 5-7-29）。

• 经过显露我们可以看到对侧的侧块关节（图 5-7-30）。

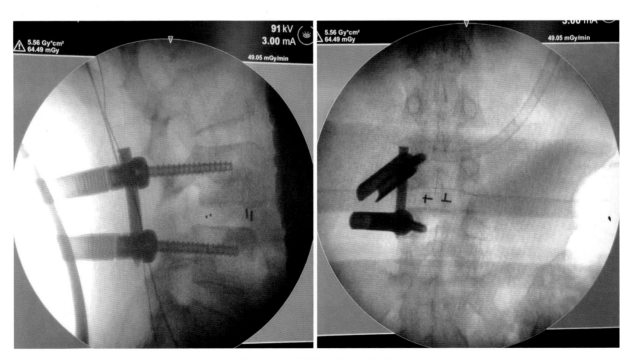

图 5-7-23 透视双侧 cage 位置

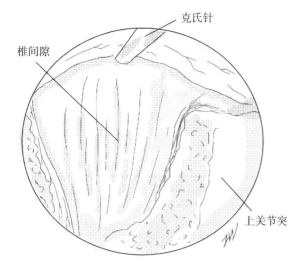

克氏针

椎间隙

上关节突

图 5-7-24　置入克氏针紧贴 UBE 拉钩置入椎间隙或椎体上

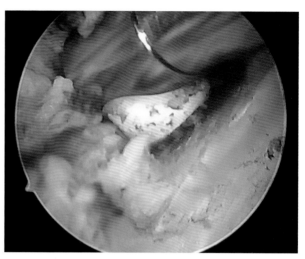

图 5-7-25　通过同侧操作口经棘间韧带的底部
显露对侧的椎板

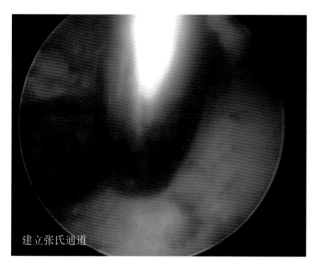

建立张氏通道

图 5-7-26　经对侧定位的切口置入一级导杆

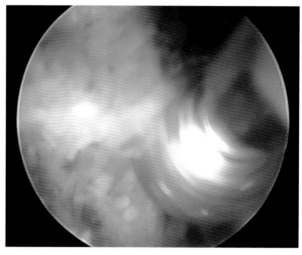

图 5-7-27　经同侧置入磨钻处理上位椎体的棘突基底部

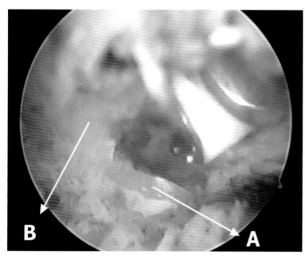

B

A

图 5-7-28　上位椎体对侧椎板（A）和上位椎体
棘突基底部（B）

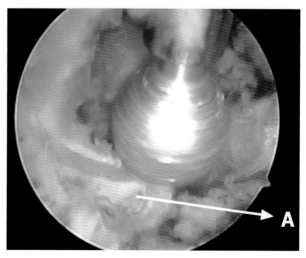

A

图 5-7-29　经对侧第三切口处理对侧椎板（A）

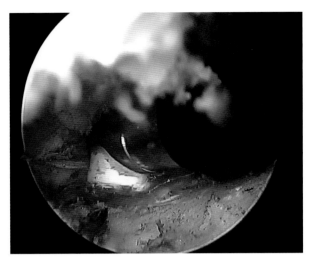

图 5-7-30　显露到对侧的侧块关节表面

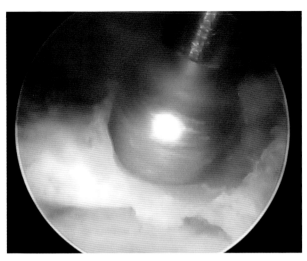

图 5-7-32　将下位椎体的对侧椎板上缘磨薄

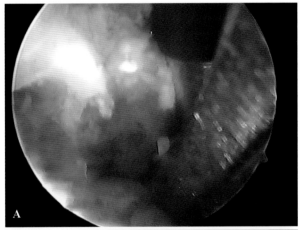

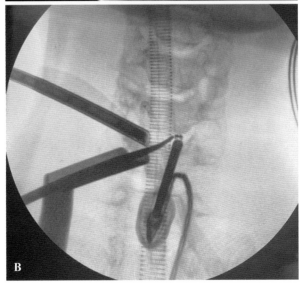

图 5-7-31

A. 术中透视确定对侧 C5 椎板下缘的位置；B. 术中定位

- X 线定位下（图 5-7-31）将下位椎体的对侧椎板上缘磨薄（图 5-7-32）。
- 分离黄韧带的远端部分（图 5-7-33）。
- 经对侧第三切口置入椎板咬骨钳切除对侧的黄韧带（图 5-7-34）。
- 可以减压到对侧的关节突关节（图 5-7-35）。
- 最后完成颈椎 UBE ULBD 充分减压（图 5-7-36）。

技术要点

- 腰椎 ULBD 张氏通道的主要减压范围为对侧的侧隐窝、Corner 区域及椎板上缘，这是经过同侧操作口处理起来很别扭的地方（图 5-7-37）。
- 对侧的附加切口减压时，对侧椎板上缘也建议使用反向椎板咬骨钳。

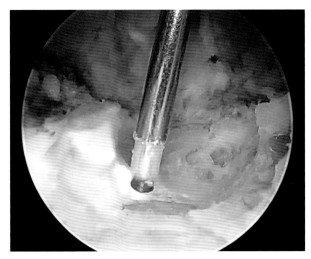

图 5-7-33　分离黄韧带的远端部分

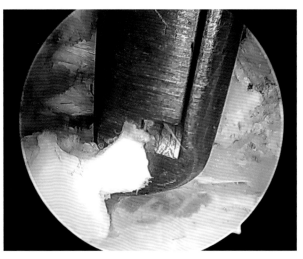

图 5-7-34　经对侧第三切口置入椎板咬骨钳切除对侧的黄韧带

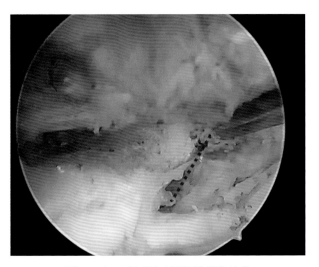

图 5-7-35　减压到对侧的关节突关节

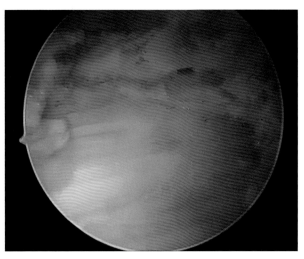

图 5-7-36　完成颈椎 UBE ULBD 充分减压

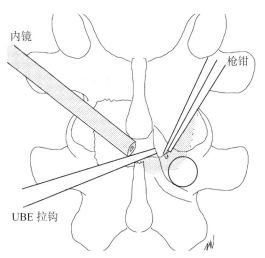

图 5-7-37　张氏通道的主要减压范围示意图

- 对侧 Corner 及上关节突内缘减压时，如果使用直的椎板咬骨钳，需要咬除部分的下关节突的内缘来显露出对侧的上关节突内缘进行减压，这个跟同侧的减压过程是类似的，当然也可采用带弧度的椎板咬骨钳。

- 经对侧置入 cage 时，对侧关节突关节广泛切除有利于对侧 cage 的置入。

- 可经过同侧的椎间隙来观察对侧髓核钳摘

除对侧髓核的情况。

· 颈椎第三切口定位非常关键，位置好操作也舒服，dock 点建议位于下位椎板与棘突交界部位。

· 颈椎 UBE 手术建议使用 UBE 半套管方便器械进出。

· 附加对侧张氏通道是目前来说颈椎 UBE ULBD 对侧减压方面最好的一种方式，可靠、精确并且动力、等离子及器械与对侧的解剖结构都是近垂直的方向操作。

◇ 参 ◇ 考 ◇ 文 ◇ 献 ◇

[1] An JW, Lee CW. Surgical treatment of extra-foraminal gas containing pseudocyst compressing L5 nerve root by using unilateral biportal endosopy: a case report[J]. World Neurosurg, 2019 Jan 16, S1878-S8750(19)30058-0.

[2] Imai S, Hukuda S. The technical feasibility of unilateral biportal endoscopic decompression for the unpredicted complication following minimally invasive transforaminal lumbar interbody fusion: case report[J]. Neurospine, 2020 Jul,17(Suppl 1): S154-S159.

[3] Sharma SB, Lin GX, Jabri H, et al. Biportal endoscopic excision of facetal cyst in the far lateral region of L5-S1: 2-dimensional operative video[J]. Oper Neurosurg (Hagerstown), 2020 Jun 1, 18(6): E233.

八、颈椎 keyhole 技术

对于神经根型颈椎病患者，keyhole 技术有着举足轻重的作用。该技术的优势在于只需要一个很小的切口，对肌肉和软组织创伤小、术后恢复快，能够最大限度地减少卧床时间及并发症发生率。且该术式术中仅清除突出的髓核组织，椎间盘内的髓核组织得到了保留，最大限度地保留了手术节段的运动功能，患者术后即可下床自由活动。本节将对该技术进行论述。

适应证

- 神经根型颈椎病。

禁忌证

- 神经根型颈椎病禁忌证。
- 颈椎节段不稳、椎体滑移或严重后凸畸形。
- 脊髓型脊椎病、中央椎管狭窄和后纵韧带骨化。
- 感染、肿瘤和颈椎骨折的患者。
- 有严重的基础疾病，无法耐受手术。

体位与麻醉

- 全身麻醉，深度肌松结合控制性低压。
- 患者通过体位垫子将胸部抬高，头低位，然后整体将手术床的前端升高直至患者颈椎的曲度平直且与地面平行（图 5-8-1）。这种特殊体位的优势是摆放 C 臂时可不考虑 C 臂的倾斜角度，与地面垂直即可。

定　位

- 首先透视侧位，确保颈椎曲度平直，且与地面平行。侧位通过注射针头或克氏针标记一下责任间隙。
- 脖子粗短的患者进行节段定位时由于肩部的遮挡，C 臂机侧位透视往往意义不大，透视侧位仅仅为了确保颈椎的曲度平直且与地面平行。此类患者更重要的是进行正位透视，通过 T1 节段向上数来确定责任节段。
- 透视正位，标记责任间隙上下椎弓根投影连线，与症状侧侧块中线的交点为观察通道和操

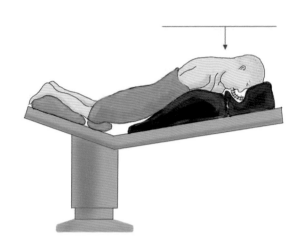
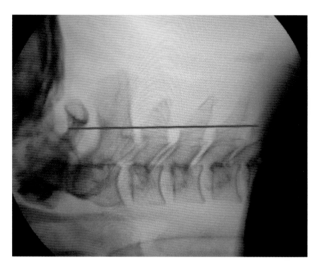

图 5-8-1 手术体位：胸部垫高，头低位，确保颈椎曲度平直与地面平行

作通道。或者以椎间隙水平线和侧块中线交点近段 1 cm 为内镜观察通道，远端 1 cm 为操作通道（图 5-8-2）。

手术步骤

• 首先建立位于头端的操作通道。

• 尖刀片切开皮肤及筋膜，初级导杆定位于目标节段的棘突根部与椎板交界的部位，透视确定位置。

• 术前测量皮肤到筋膜的距离，确保刀片插入的深度刚好切开筋膜，筋膜的充分切开可保持出水顺畅和器械的顺畅进出。

• 由于颈椎的棘突粗大且分叉，初级导杆很容易被其遮挡。初级导杆的"锚定点"要位于椎板骨性结构上，而不是椎板间隙。在完成初级导杆定位后，需进行透视确定导杆置入的具体位置。

• 逐级置入剩余扩张导管。

• 同法建立位于远端的内镜通道。

• 经内镜通道置入的 UBE 内镜与经操作通道置入的等离子刀头于椎板上表面汇聚（图 5-8-3）。

• 经内镜通道置入镜鞘，打开阀门向工作区域注水，经操作通道插入大尺寸等离子刀头，在内镜

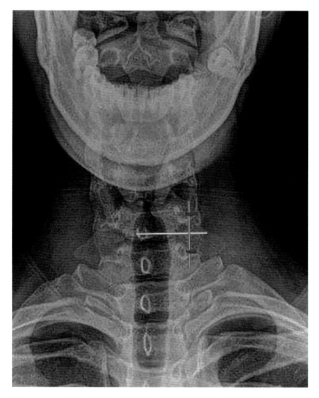

图 5-8-2 切口设计：黄线为间隙水平线，近端的红线和远端的红线分别位于相应节段的椎弓根水平，作为内镜通道和操作通道

监视下清理椎板表面及侧块关节表面的软组织。

• UBE 内镜和器械的移动范围非常广泛，显露出解剖结构后需进行 C 臂再次确认，避免出现定位错误。

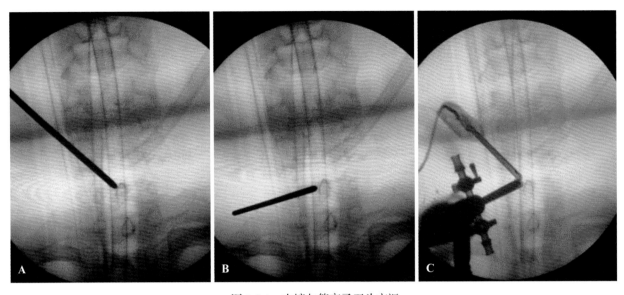

图 5-8-3 内镜与等离子刀头交汇

A、B. 初级导杆定位于棘突与椎板交界的安全区域；C. 等离子刀头与 UBE 内镜交汇于目标点

- 经椎板间隙向外显露目标节段 V 点部位（图 5-8-4）。

- 使用 3 mm 金刚砂磨头自 V 点开始向外及向近端和远端磨除椎板及侧块关节骨质（图 5-8-5）。

- 为了避免磨除过多的侧块关节影响颈椎的稳定性，术前应该测量具体的减压范围。术中根据 3 mm 磨头的距离来掌握向外减压的范围（图 5-8-6）。

- 镜下使用的定位磨钻可定位到下位椎体的椎弓根的上壁与内壁交界的位置，以此确定下位椎体椎板上缘向远端及外侧磨除的范围（图 5-8-7）。

- 也可显露出椎弓根的内壁和外壁，向外减压到椎弓根外壁即可达到有效的神经根管减压（图 5-8-8）。

- 至少应保留 50% 的侧块关节面，以保持颈

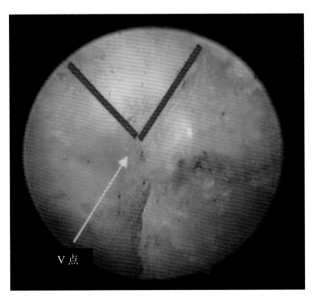

图 5-8-4 重要解剖结构 V 点

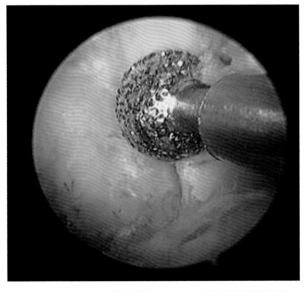

图 5-8-5 从 V 点开始使用 3 mm 的金刚砂磨钻进行减压

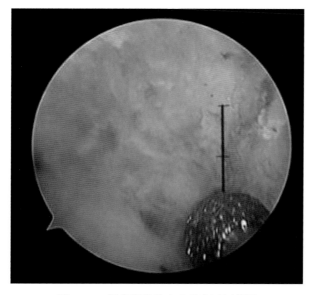

图 5-8-6 根据磨头的大小确定减压范围

部的生物力学稳定性。

- 将椎板及侧块关节的骨质磨薄后，可以采用 UBE 神经剥离子挑剥或使用 130° 1 mm 或 2 mm 椎板咬骨钳咬除残留薄层骨质。

- 显露出黄韧带的外缘及神经根背面的膜性结构（图 5-8-9）。

- 切除部分黄韧带，显露出部分硬膜，使用探钩挑开神经根背侧的膜性结构，显露神经根（图 5-8-10）。

- 进入椎管后，在椎板咬骨钳的使用，应遵循不触碰硬膜的原则，尽可能避免与神经根及脊髓的直接接触。根据不同的部位选择不同尺寸和角度的椎板咬骨钳。

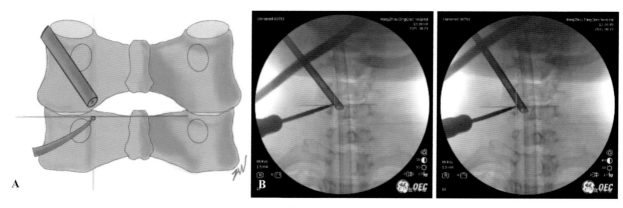

图 5-8-7 磨钻头偏内（A），调整到正确位置（B）

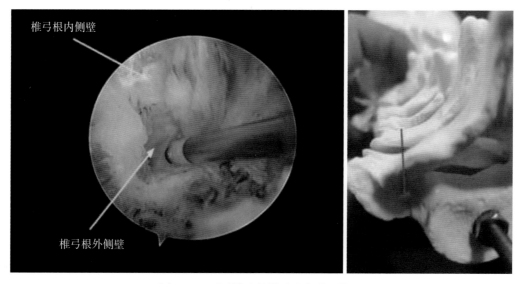

图 5-8-8 通过椎弓根外壁确定减压范围

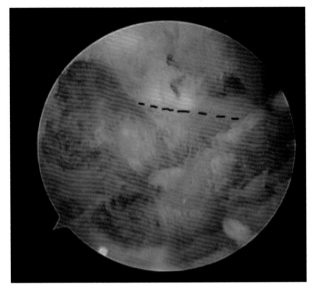

图 5-8-9　黄韧带外缘

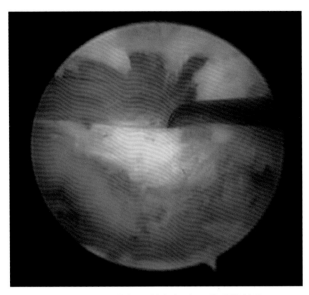

图 5-8-10　探钩挑开神经根表面的膜性结构

- 探查神经根的腋窝及肩部，寻找突出间盘（图 5-8-11）。

- 将突出的间盘摘除，神经根松解彻底（图 5-8-12）。

- 如果感觉神经根减压不彻底，也可进一步切除头尾端的部分椎弓根内壁以扩大神经根的腋窝和肩部区域，方便进一步的减压。

- 颈椎间盘突出的部位往往位于腋下部位，需熟悉不同颈椎节段神经根与椎间盘的位置关系，

而后进行暴露。

- 钩椎关节增生的处理，如果没有专门的磨钻保护鞘管，可使用克氏针置入椎间隙阻挡保护神经根及脊髓（图 5-8-13）。

- 充分减压后神经松弛，血管充盈。充分止血，经操作口放置引流管一根，缝合关闭刀口。

- 术后给予脱水、激素及营养神经药物。伤口处常规换药，于术后 14 天拆线。术后次日可佩戴颈托下地活动，予以术后复查，颈托制动 3 周。

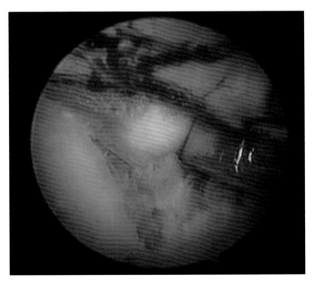

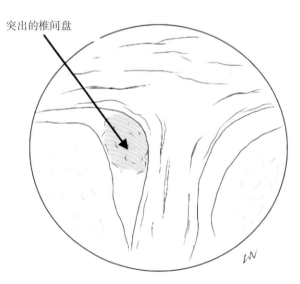

突出的椎间盘

图 5-8-11　位于腋窝部分突出的间盘

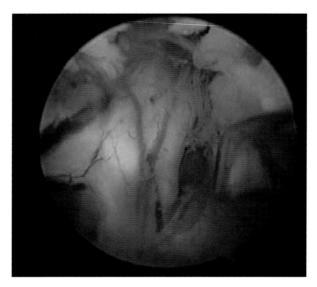

图 5-8-12　减压后的神经根

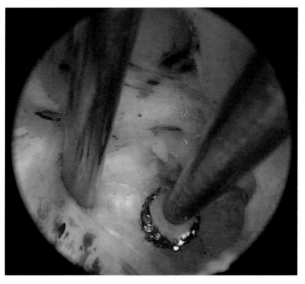
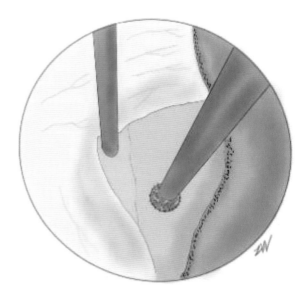

图 5-8-13　克氏针置入椎间隙阻挡保护神经根及脊髓

◇ 参 ◇ 考 ◇ 文 ◇ 献 ◇

[1] Park JH, Jun SG, Jung JT, et al. Posterior percutaneous endoscopic cervical foraminotomy and diskectomy with unilateral biportal endoscopy[J]. Orthopedics, 2017, 40(5): 1.

[2] Song KS, Lee CW. The biportal endoscopic posterior cervical inclinatory foraminotomy for cervical radiculopathy: technical report and preliminary results[J]. Neurospine, 2020, 17(Suppl 1): S145-S153.

[3] Zeng YW, Wang DL, Wang LM, et al. Keyhole partial laminectomy and tapping technique combined blind transpedicular screw placement in cervical spine[J]. Zhonghua Wai Ke Za Zhi, 2006 Dec 15, 44(24): 1672-1674.

九、UBE 颈椎单侧椎板切开双侧椎管减压术

双侧症状性颈椎管狭窄患者可行颈椎单侧椎板切开双侧椎管减压（ULBD）术，术中可在内镜监视下显露上下椎板、椎板间隙及位于外侧的 V 点及侧块关节。对侧的减压是该技术的难点，经棘间韧带的底部显露到对侧的椎板结构及上位椎体棘突基底部的磨除是扩大对侧显露范围的方法。本节将对颈椎 ULBD 技术进行详解。

适应证

- 存在双侧症状的颈椎椎管狭窄病例。

禁忌证

- 存在颈椎不稳、感染或肿瘤。

体位与麻醉

- 患者采取俯卧位，颈部屈曲位，头部用宽胶布固定，胸部抬高，腹部垫空。
- 气管插管全身麻醉，深度肌松，控制性降压。

定　位

- 水平线是位于责任椎板间隙或椎间隙，纵线位于侧块的中线，两线交点近端及远端各 1 cm 为两个通道。
- 而韩国 Son 教授的方法为椎弓根内缘连线，椎板间隙或椎间隙水平线，两线交点近端及远端各 1 cm 为两个通道。定位方法相对要偏外，处理 V 点区域更舒适。
- 侧位上目标点应该位于关节突关节位置（图 5-9-1 和图 5-9-2）。

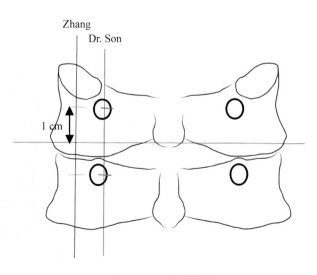

图 5-9-1　正位示意图

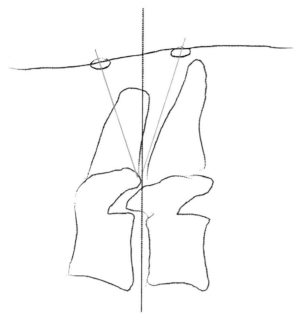

图 5-9-2　侧位示意图

手术步骤

· 首先建立操作通道，依次切开皮肤、筋膜。筋膜应该充分切开，必要时使用半套管，这样方便器械的进出并且保持出水通畅。器械的顺畅进出在颈椎节段非常关键，可有效地避免损伤到脊髓。

· 放置一级导杆到棘突与椎板交界的部位。然后用逐级扩张导管扩张。

· 同法建立内镜通道。分别将两处切口置入 30° UBE 镜头和等离子刀头，并将内镜与等离子刀头在责任椎板表面汇聚（图 5-9-3 和图 5-9-4）。

· 镜下使用射频消融电极清理骨性结构表面的软组织并进行充分止血。

· 内镜监视下显露上下椎板、椎板间隙及位于外侧的 V 点及侧块关节。显露上下两椎体棘突基底部的间隙，通过该间隙可显露出中线黄韧带对侧的椎板及椎板间隙，这为对侧减压建立空间（图 5-9-5）。

· 使用 2 mm 或 3 mm 的金刚砂磨钻将上下椎板外板磨掉显露出内板（图 5-9-6）。

· 使用 1 mm 或 2 mm 130° 枪钳进一步切除内板，显露位于近端椎板下方潜行的黄韧带及近端止点和棘突基底部（图 5-9-7 和图 5-9-8）。30° 镜子可通过旋转镜子识别棘突基底部。

· 镜下使用射频消融电极清理对侧椎板骨性结构表面的软组织并进行充分止血。

· 镜下需要识别对侧椎板上缘、外缘、棘突基底部骨质及椎板间隙等（图 5-9-9）。

· 磨除椎板骨性结构后，使用 1 mm 或 2 mm 咬除黄韧带见硬脊膜向背侧漂浮（图 5-9-10）。

· 显露出黄韧带外缘及神经根背面的膜性结构（图 5-9-11），椎管减压充分。

· 如果患者还存在根性症状，可进一步从术

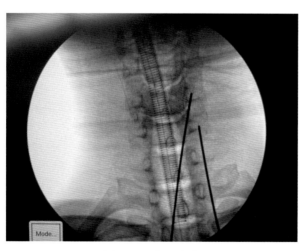

图 5-9-3　切口定位

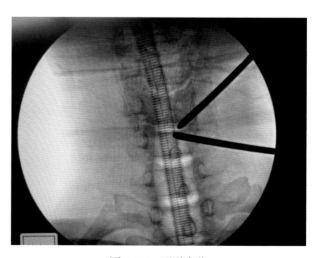

图 5-9-4　通道定位

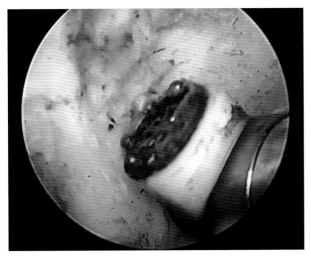

图 5-9-5 镜下显露同侧椎板间隙

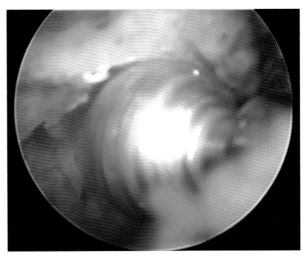

图 5-9-6 镜下金刚砂磨钻磨除椎板

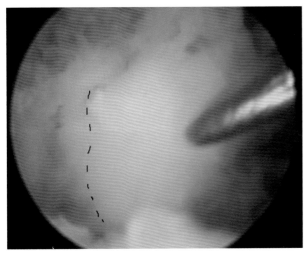

图 5-9-7 位于椎板下表面的黄韧带及近端止点

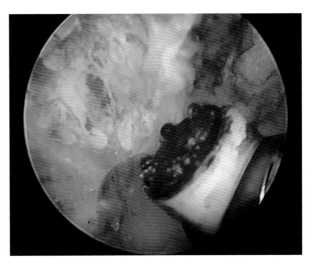

图 5-9-8 显露棘突基底部

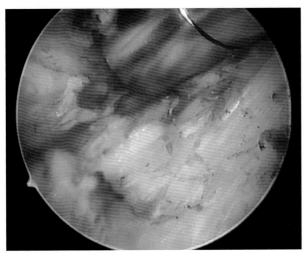

图 5-9-9 对侧椎板间隙

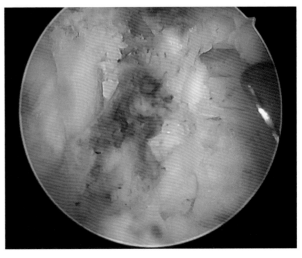

图 5-9-10 椎板咬钳咬除黄韧带

侧 V 点向外减压神经根（图 5-9-12）。

- 同侧减压完成，可使用 1 mm 或 2 mm 带弧度的 130° 枪钳处理对侧的黄韧带和椎板上下缘（图 5-9-13），直至对侧的 V 点位置（图 5-9-14）。

- 对侧的减压往往是难点，经棘间韧带的底部显露到对侧的椎板结构及上位椎体棘突基底部的磨除是扩大对侧显露范围的方法。

- 神经减压彻底后，放置引流管。

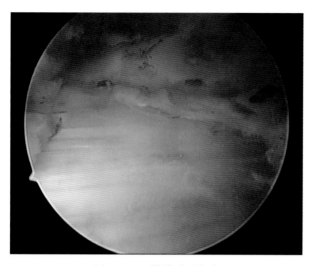

图 5-9-11　椎管减压完成

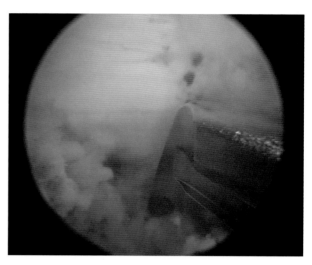

图 5-9-12　减压同侧神经根

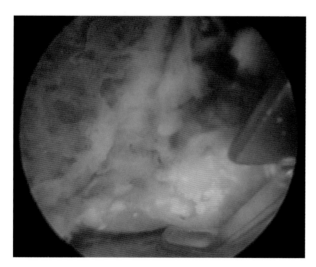

图 5-9-13　处理对侧黄韧带

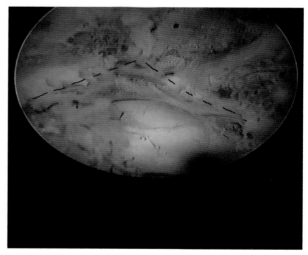

图 5-9-14　对侧减压的范围

十、UBE 胸椎单侧椎板切开双侧椎管减压术

胸椎黄韧带钙化症严重时会造成神经压迫，引起下肢的麻木、疼痛、僵硬、无力以及感觉异常，可伴有胸部束带感、胸部扩张受限、间歇性跛行等阳性体征。胸椎单侧椎板切开双侧椎管减压（ULBD）术经椎板入路可实现单侧入路双侧充分减压，术中采用普通开放手术的动力和器械，使手术更加安全高效。本节将对该技术进行论述。

适应证

• 胸椎黄韧带钙化症（OLF）。

禁忌证

• 感染、肿瘤或严重的后纵韧带骨化。

术前准备

• 除了常规的术前准备以外，应通过透视片反复确定病变节段的位置并进行标记，避免出现节段错误。

体位与麻醉

• 一般采取俯卧位，胸部及双侧髂嵴垫高腹部悬空。
• 术中控制好肌松及控制性低压。

手术步骤

• UBE 胸椎管减压的内镜口与操作口的定位与腰椎类似（图 5-10-1）。红线是椎弓根的内缘线，水平蓝线是钙化部位的水平线，两线的交点近端 1.5 cm 为内镜通道，远端 1.5 cm 为操作通道。
• 首先做操作通道，依次切开皮肤及筋膜，置入一级导杆至棘突与椎板移行的位置，然后逐级置入扩张导管，同样的方法建立内镜通道，两个导杆应该汇聚在一起。
• 置入内镜注水，建立工作空间。
• 内镜监视下使用大尺寸的等离子刀头清理椎板表面的软组织，显露出黄、粉交界位置（图 5-10-2 和图 5-10-3）。
• 从这里开始使用磨钻将同侧椎板及骨化的黄韧带磨薄（图 5-10-4 和图 5-10-5）。如果磨开后发现偏内侧的脂肪组织，说明此时已经到达位于

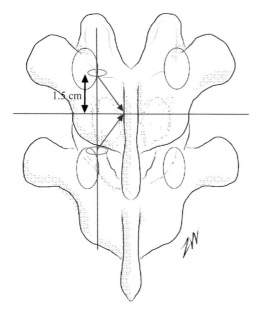

图 5-10-1 胸椎内镜通道与操作通道的定位

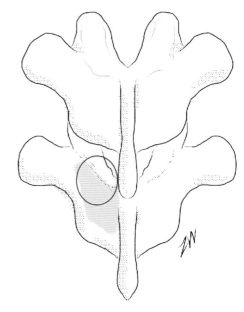

图 5-10-2 黄、粉交界的部位为工作的起始部位

中央的脂肪组织（图 5-10-6 和图 5-10-7）。

• 此处可使用薄刃的 1 mm 或 2 mm 130° 椎板咬骨钳逐渐扩大椎板减压范围，对于压迫重的区域，可在磨钻处理到还有"一层窗户纸"的厚度时使用薄细 UBE 神经剥离子将薄层的椎板翘起减压（图 5-10-8），这样可真正做到"硬膜无接触"（图 5-10-9 和图 5-10-10）。

• 遇到硬膜钙化的情况，可以将其磨薄漂浮，也可以小心地将其切除，但是尽量保持蛛网膜完整，并覆盖生物蛋白胶修复（图 5-10-11）。

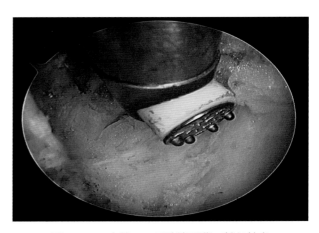

图 5-10-3 大的 90° 刀头清理黄、粉起始点

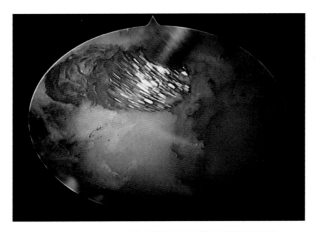

图 5-10-4 磨钻从棘突椎板交界位置将外板磨除

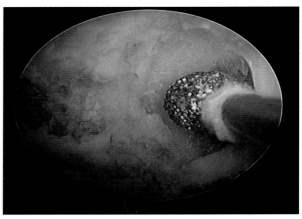

图 5-10-5 显露出内板

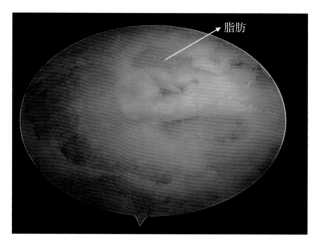

图 5-10-6 磨破内板显露出脂肪，说明到了中线位置

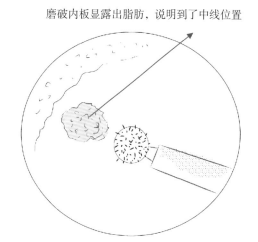

图 5-10-7 脂肪提示中线位置，并且预示这种病例并不复杂

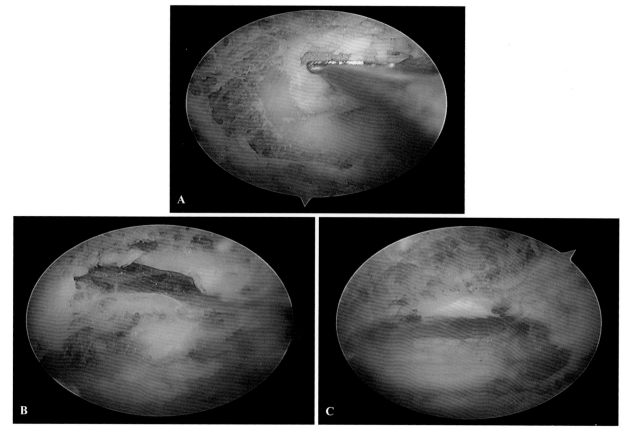

图 5-10-8 从该区域切除薄弱的椎板（A），可见同侧钙化的黄韧带（B），同侧切除减压完成（C）

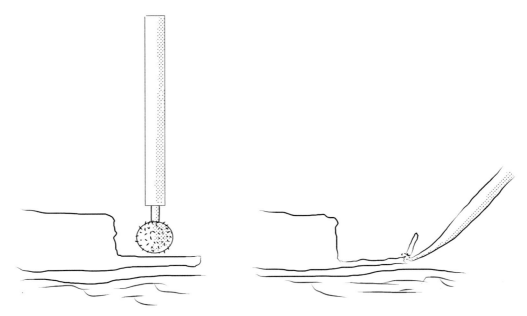

图 5-10-9 将椎板磨薄，使用细剥离子将骨片翘起，做到"硬膜无接触"

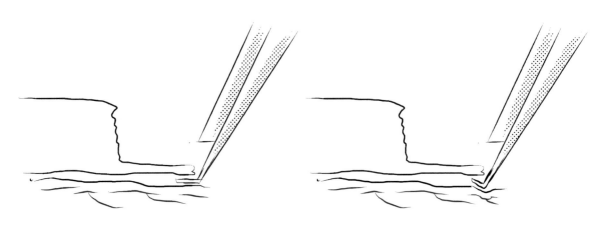

图 5-10-10 选择 130° 的薄刃椎板咬骨钳可做到"硬膜无接触"

- 对侧的致压物的视野要比同侧看到的多。
- 等离子小刀头对对侧骨化与硬膜之间粘连分离非常有用。
- 使用动力装置处理对侧骨化最好使用带保护鞘的磨钻。
- 减压充分后放置引流管一根，缝合关闭刀口。

术后处理

- 术后常规使用预防剂量的抗生素。

- 视引流情况，无脑脊液漏情况一般 24~48 小时后拔除引流管；若存在脑脊液漏，一般 5~7 天后拔除。

技术要点

- 胸椎一般选择经椎板入路，而非椎板间入路，因为 OLF 的好发部位通常位于椎板下表面的黄韧带深层的近端止点。
- 胸椎的椎板间隙距离椎间隙及病变部位都

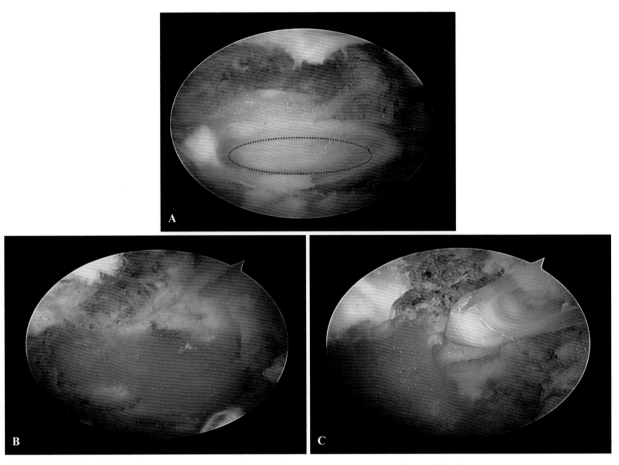

图 5-10-11　如发现存在硬膜钙化切除后的缺损（A），可覆盖明胶海绵（B、C）

有距离，所以不可能选择像腰椎那样的椎板间入路（图 5-10-12）。

· 胸椎椎板在镜下的面积大，从哪里开始是关键问题。

· 通常在镜下识别黄韧带浅层向远端的延续部分作为起点，因为它的远端延续是黄韧带深层的近端起点部分。

· 在镜下有一个所谓黄、粉颜色的分界线（图 5-10-13），也即上关节突和椎板的交界线，这是磨钻的起始点。

· 胸椎 OLF UBE 减压也是单侧入路双侧减压的过程，减压范围如图 5-10-14。

· 可以选择 130° 薄刃的 1 mm 或 2 mm 枪钳，也可将椎板磨薄了使用神经剥离子翘剥，真正做到硬膜无接触，避免术中损伤神经脊髓结构。

· 传统的使用椎板咬骨钳蚕蚀骨化的方法在内镜下操作风险较高。

· 术前阅片评估是否存在硬膜骨化非常有必要。

· 术中根据情况选择将其磨薄漂浮还是切除后保留蛛网膜并填塞明胶海绵或生物胶蛋白。

· 减压范围要足够，头尾端一定要超过最窄的部分，内外侧一定要超过硬膜的外缘。

· 血肿的预防非常关键，减压完成后可常规覆盖明胶海绵，放置引流管。

· 结束手术在骨面上涂抹骨蜡来避免停水后静水压消失后的骨面渗血。

· UBE 被称为水环境下的显微镜手术，视野放大清晰，尤其适用于这种胸椎 OLF 病例，采用普通开放手术的动力和器械，手术更加安全高效。

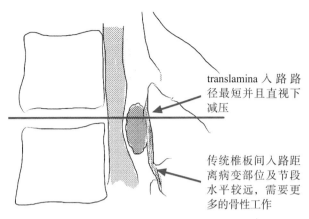

translamina 入路路径最短并且直视下减压

传统椎板间入路距离病变部位及节段水平较远，需要更多的骨性工作

图 5-10-12　胸椎经椎板入路和椎板间入路对比示意图

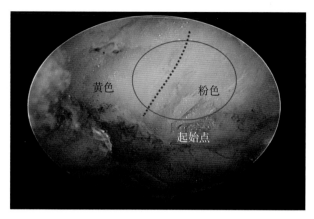

黄色　粉色

起始点

图 5-10-13　胸椎上关节突和椎板的交界线，镜下呈现黄、粉颜色的分界线

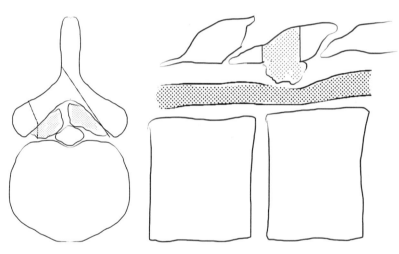

图 5-10-14　胸椎黄韧带骨化减压范围

◇ 参 ◇ 考 ◇ 文 ◇ 献 ◇

[1] Gil-Salú JL, López-Escobar M, Gómez-Cárdenas E, et al. Calcification of the thoracic yellow ligament as a cause of myelopathy[J]. Rev Neurol, 2002 Apr 16-30, 34(8): 750-753.

[2] Kim JS, Jung B, Arbatti N. Surgical experience of unilateral laminectomy for bilateral decompression (ULBD) of ossified ligamentum flavum in the thoracic spine[J]. Minim Invasive Neurosurg, 2009 Apr, 52(2): 74-78.

[3] Kim KR, Park JY. Cervical radiculomyelopathy due to deposition of calcium pyrophosphate dihydrate crystals in the ligamentum flavum: historical and histological evaluation of attendant inflammation[J]. J Spinal Disord, 1994 Dec, 7(6): 513-517.

十一、UBE 胸椎间盘摘除术

UBE 胸椎间盘摘除术内镜口及操作口的定位与突出的类型有关。位于椎间隙平面的突出，一般水平红线位于椎间隙水平，纵行红线位于椎弓根内缘外侧旁开 1.5 cm 的距离。如果脱出的髓核向上游离，需要经椎弓根入路，定位的水平线位于峡部位置，锚定点位于峡部位置。除此之外，不同突出类型手术入路的选择也是该技术的要点。本节将对 UBE 胸椎间盘摘除术进行论述。

适应证

• 胸椎间盘突出症。

禁忌证

• 感染、肿瘤或严重的后纵韧带骨化及黄韧带骨化。

体位与麻醉

• 俯卧位、胸部及髂嵴部位垫高，腹部悬空。
• 气管插管全身麻醉，深度肌松、控制性降压。

定　位

• UBE 胸椎间盘突出切除术内镜口及操作口的定位参照突出的类型。

• 位于椎间隙平面的突出，一般水平红线位于椎间隙水平，纵行红线位于椎弓根内缘外侧旁开 1.5 cm 的距离，水平红线与纵行蓝线的交点近端 1.5 cm 为内镜通道，远端 1.5 cm 为操作通道（图 5-11-1）。第一锚定点位于关节突关节。

• 如果脱出的髓核向上游离，需要经椎弓根入路，定位的水平线位于峡部位置。锚定点位于峡部位置。

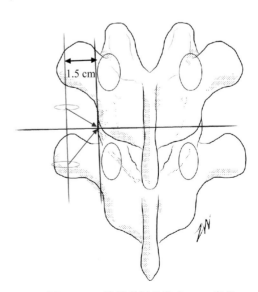

1.5 cm

图 5-11-1　胸椎椎间盘突出 UBE 定位

手术步骤

- 建立操作通道，切开皮肤、筋膜，置入一级导杆至关节突关节的锚定点。同法建立内镜通道。
- 内镜监视下显露出关节突关节及外缘（图5-11-2），对于旁中央的胸椎间盘突出，可去除部分关节突关节即可显露突出的部位（图5-11-3~图

5-11-5）。
- 对于向上脱出的病例，可采用经峡部、椎弓根入路显露向上游离的椎间盘（图5-11-6和图5-11-7）。
- 对于偏中央或硬性的突出，可进一步凿除关节突关节，显露上关节突（图5-11-8），切除上关节突甚至半椎板，显露突出椎间盘（图5-11-9）。

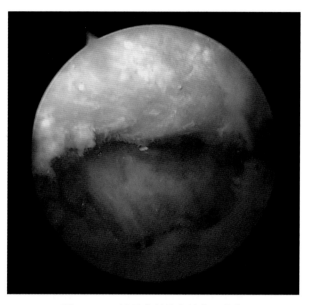

图 5-11-2　显露出关节突关节及外缘

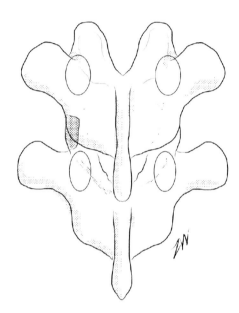

图 5-11-3　去除部分关节突关节的示意图

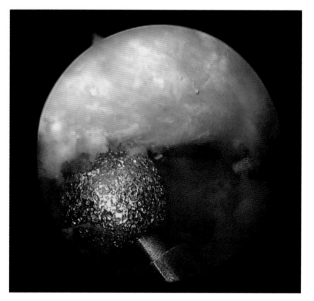

图 5-11-4　用磨钻去除部分关节突关节

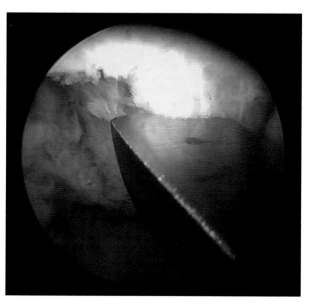

图 5-11-5　用骨凿去除部分下关节突

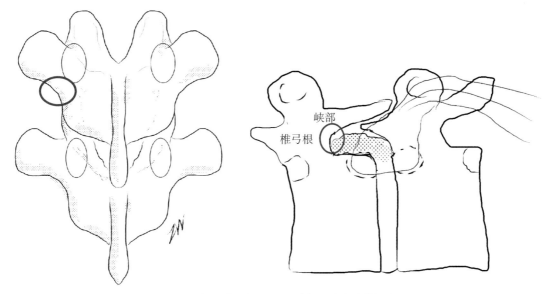

图 5-11-6　经峡部、椎弓根入路显露向上游离的椎间盘

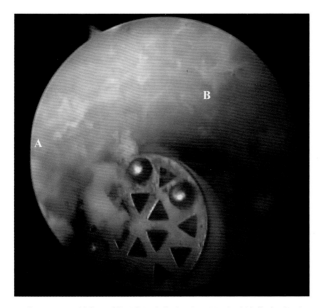

图 5-11-7　峡部及椎弓根下壁（A），以及下关节突（B）

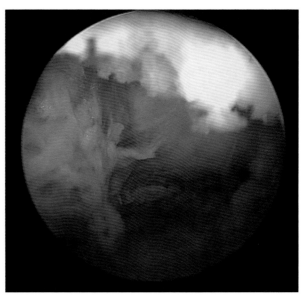

图 5-11-8　上关节突的关节面

• 切除突出椎间盘，可将硬化的或巨大的椎间盘推向间隙方向摘除（图 5-11-10）。

技术要点

• 对于软性的偏一侧的突出可选择经椎间孔入路，对于向上游离的突出可选择经过峡部或经椎弓根入路。

• 对于偏中央的突出，可能需要关节突切除结合半椎板的切除。

• 对于腹侧椎间盘的观察，建议使用广角的30°镜子。

• 需要增加单手使用动力的稳定性。

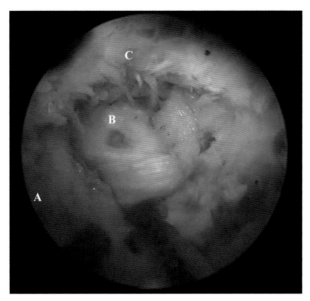

图 5-11-9 神经根（A）、椎间盘（B）和硬膜（C）

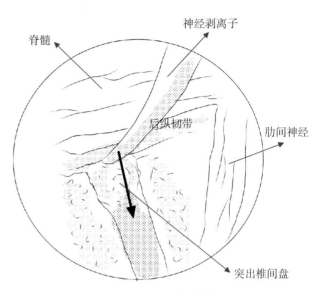

图 5-11-10 切除突出椎间盘

◇ 参 ◇ 考 ◇ 文 ◇ 献 ◇

[1] Bordon G, Burguet Girona S. Experience in the treatment of thoracic herniated disc using image-guided thorascopy[J]. Rev Esp Cir Ortop Traumatol, 2017 Mar-Apr, 61(2): 124-129.

[2] Bouthors C, Benzakour A, Court C. Surgical treatment

of thoracic disc herniation: an overview[J]. Int Orthop, 2019 Apr, 43(4): 807-816.

[3] Robinson WA, Nassr AN, Sebastian AS. Thoracic disc herniation, avoidance, and management of the surgical complications[J]. Int Orthop, 2019 Apr, 43(4): 817-823.

十二、UBE 腰椎纤维环缝合技术

髓核摘除术是治疗腰椎间盘突出症的一种有效方法，但髓核摘除后不可避免地会在纤维环上遗留破口，破口较大时会导致椎间盘突出复发。纤维环缝合术是一种安全有效的预防椎间盘突出复发的方法。采用 UBE 技术行纤维环缝合在水介质下进行操作，术中视野清晰，镜下对解剖结构的辨认更准确；且内镜和手术器械可随意倾斜和移动，操作方便灵活，活动空间大，缝合效果优异。本节将对 UBE 技术下两种纤维环缝合技术进行论述。

适应证

• 90% 的腰椎间盘突出症，尤其适用于年轻腰椎间盘突出患者。

禁忌证

• 椎间隙塌陷，存在滑脱不稳、感染或肿瘤。

体位与麻醉

• 俯卧位、胸部及髂嵴部位垫高，腹部悬空。
• 气管插管全身麻醉，深度肌松，控制性降压。

定 位

• 参照第二章"一、颈椎的解剖"。

手术步骤

• 参照第二章"一、颈椎的解剖"。
• 切除间盘后需要纤维环缝合，可采取两种方式：一种是"jet suture"射流引线缝合技术，另一种是北京 2020 公司研发的 UBE 镜下缝合器械缝合。

射流引线缝合技术

• 准备射流引线的装置：20 mL 注射器、150 mm 长针头和缝合线，将缝合线引入到注满盐水的注射器内（图 5-12-1）。
• 将带线注射器经操作通道置入，在内镜监视下于纤维环裂口的一边插入，推注盐水，将缝合线引入到椎间隙的空隙内（图 5-12-2）。
• 经纤维环的破口伸进髓核钳，将线头引出（图 5-12-3）。
• 同样的方法引出位于对侧的第 2 根缝合线（图 5-12-4）。
• 将从裂口处引出的两根缝合线打结，然后牵引第 1 根或第 2 根缝合线，将线结引出（图

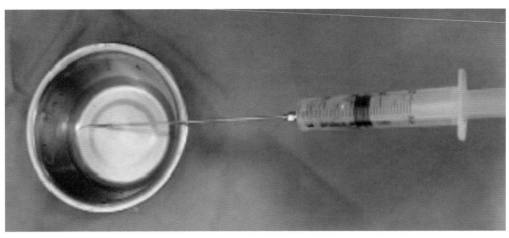
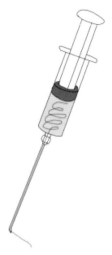

图 5-12-1　缝合线引入到注满盐水的注射器内

5-12-5）。

· 置入筋膜管，使用推结器镜下打结完成纤维环缝合（图 5-12-6）。

北京 2020 公司缝合器

· 直视下将神经根牵开，以显露纤维环切口，将缝合器的穿刺针自切口边缘 2 mm 位置穿透纤维环；顺时针转动旋钮至停止，对齐旋钮上的标志线；再逆时针转回旋钮，置入 1 枚固定锚（图 5-12-7）。

· 缝针刺入切口另一侧，针尖和刻度朝破口方向；扣动扳机，导丝穿入缝针，回转旋钮，拔出缝合器，在对侧置入另 1 枚固定锚，并注意保

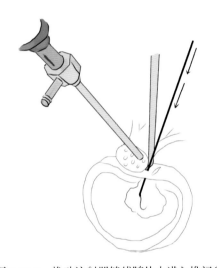

图 5-12-2　推动注射器缝线随盐水进入椎间盘内

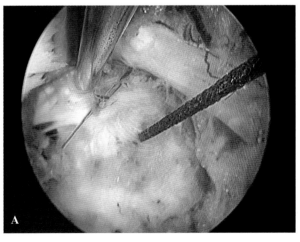

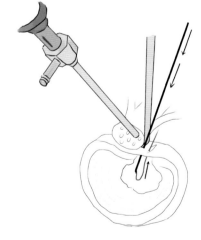

图 5-12-3　缝线从纤维环破口处引出

A. 镜下见注射器针头及从纤维环裂口引出的第 1 根缝合线；B. 示意图

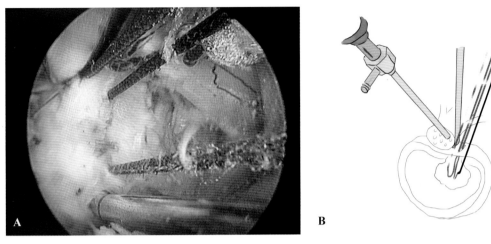

图 5-12-4　从纤维环裂口引出穿经纤维环对侧的缝合线

A. 镜下见第 1 根缝合线及注射器针头和第 2 根缝合线；B. 示意图

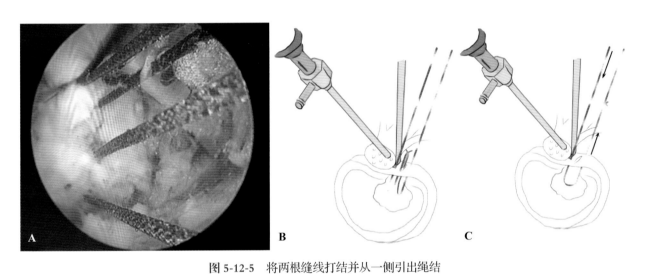

图 5-12-5　将两根缝线打结并从一侧引出绳结

A. 镜下见纤维环破口两侧各一针缝线；B. 将两根缝线的破口引出端打结示意图；C. 牵引一段将线结引出示意图

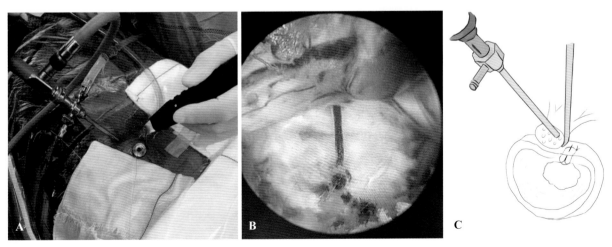

图 5-12-6　推结器镜下打结完成纤维环缝合

A. 置入筋膜管行镜下缝合；B. 镜下；C. 示意图

持缝线与切口保持垂直（图 5-12-8）。

· 将破口两侧的线使用专用推结器打 3 个结，将线结向椎间盘推进，将缝线收紧，使纤维环切口闭合并保持一定的张力（图 5-12-9）。

· 使用专用线剪剪断缝线，缝合完毕（图 5-12-10）。

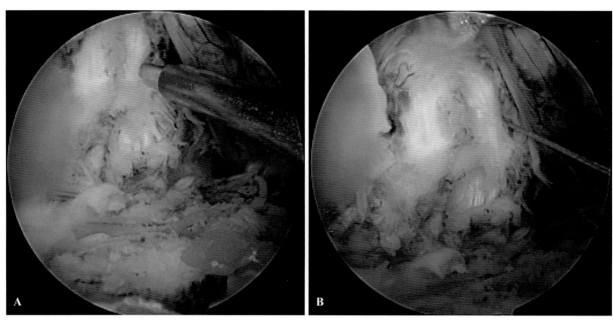

图 5-12-7　置入第 1 根缝合线

A. 镜下穿刺针穿透纤维环；B. 镜下置入第 1 根缝合线

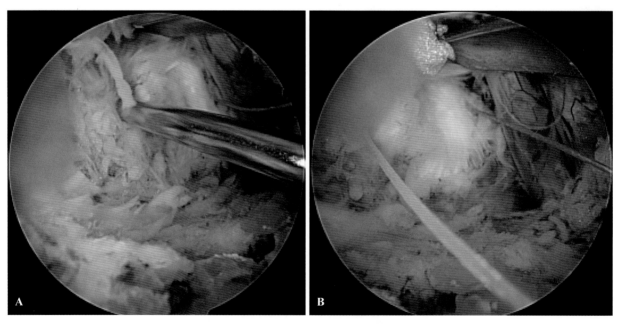

图 5-12-8　置入第 2 根缝合线

A. 镜下穿刺针穿透纤维环；B. 镜下置入第 2 根缝合线

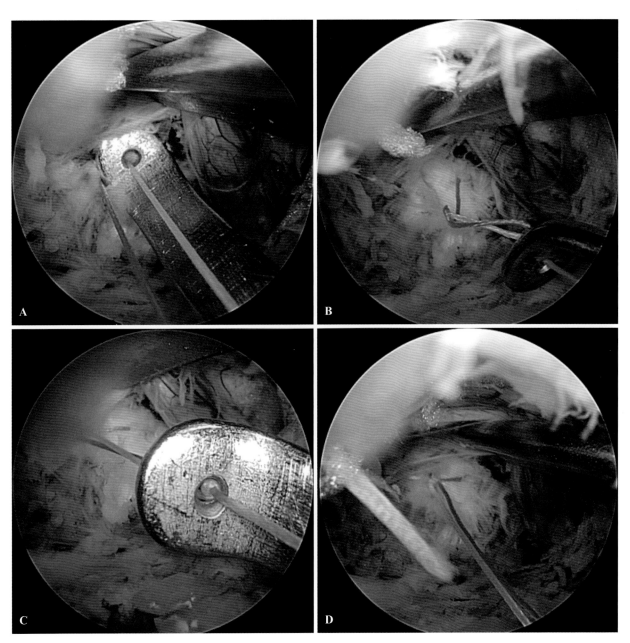

图 5-12-9　使用专用推结器打 3 个结
A. 第 1 个结；B. 第 2 个结；C. 第 3 个结；D. 完成打结

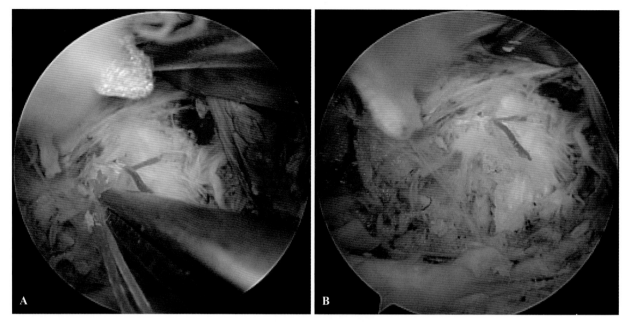

图 5-12-10　专用线剪剪断缝线

A. 剪短缝线；B. 缝合完毕

◇ 参 ◇ 考 ◇ 文 ◇ 献 ◇

[1] Bateman AH, Balkovec C, Akens MK, et al. Closure of the annulus fibrosus of the intervertebral disc using a novel suture application device—in vivo porcine and ex vivo biomechanical evaluation[J]. Spine J, 2016 Jul,16(7): 889-895.

[2] Du ZC, Zhu LX. A heterologous fibrin glue enhances the closure effect of surgical suture on the repair of

annulus fibrous dcfcct in a sheep model[J]. Curr Med Sci, 2019 Aug, 39(4): 597-603.

[3] Li ZZ, Cao Z, Zhao HL, et al. A pilot study of full-endoscopic annulus fibrosus suture following lumbar discectomy: technique notes and one-year follow-up[J]. Pain Physician, 2020 Sep, 23(5): E497-E506.

第六章

并发症及其应对措施

一、硬脊膜撕裂及修复

与传统的脊柱外科开放手术类似，硬脊膜撕裂也是 UBE 手术中最常见的并发症之一，其发生率约为 1.6%~13.2%。硬膜囊区域的硬脊膜撕裂发生率最高，多发生于使用磨钻进行对侧减压时，以及使用椎板咬骨钳或髓核钳切除靠近中线的黄韧带时。出口根附近的硬脊膜撕裂多发生于极外侧入路，去除椎间孔韧带时。而走行根附近的硬脊膜撕裂多发生于髓核摘除术中拉开神经根暴露椎间盘时，以及器械反复进出取出髓核时。硬脊膜撕裂若不及时处理，将导致持续的脑脊液漏、假性硬脊膜膨出形成，表现为头痛、恶心、腰痛等，甚至出现神经根受压、脑膜炎和颅内出血等更加严重的并发症。

危险因素

• 硬脊膜撕裂在退行性腰椎管狭窄症患者中的发生率（3.7%）明显高于腰椎间盘突出症患者（2.1%），并且 ULBD 术中硬脊膜撕裂风险比髓核摘除术和 ULIF 更高。这是由于退行性腰椎管狭窄症会使硬脊膜紧贴棘突基底部和对侧椎板，ULBD 术中"过顶"时存在一定的视野盲区，此时若盲目使用磨钻或椎板咬骨钳进行减压容易撕裂硬脊膜。

• 术前 CT 发现黄韧带钙化也是硬脊膜撕裂的危险因素之一，在一些严重狭窄的病例中，黄韧带和硬膜甚至会出现粘连，在切除黄韧带时将会直接对硬脊膜产生牵扯，导致硬脊膜撕裂。术中使用骨刀进行骨性减压时，骨刀锋利的边缘极易损伤硬脊膜，须谨慎使用。

• 膜椎韧带（meningovertebral ligament）是脊髓硬膜与周围椎管壁存在的网状韧带结构，分布在硬膜囊的腹侧及背侧，其中腹侧的膜椎韧带又称 Hoffmann 韧带，其外观从薄条状到厚片状，厚度和形状各不相同（图 6-1-1）。膜椎韧带直接与椎管内小血管的血管壁相连，在硬脊膜外腔的后部将硬脊膜连于后方的椎板和黄韧带处，用力牵扯黄韧带则可使膜椎韧带连同部分附着部的硬

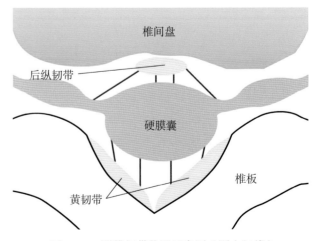

图 6-1-1　膜椎韧带位置示意图（图中红线）

膜后壁及血管撕脱。膜椎韧带主要分布在中线或靠近中线表面，术中在生理盐水水压的作用下，硬脊膜在中线附近容易产生褶皱（图6-1-2），若使用椎板咬骨钳切除黄韧带时不够仔细，可能会发生硬脊膜撕裂。该皱褶通常隐藏在硬膜外脂肪组织下，因此，建议在硬膜外脂肪的上方进行对侧减压。膜椎韧带的解剖与硬脊膜撕裂关系密切，术中对膜椎韧带的辨识以及分离对于减少硬脊膜撕裂的发生相当重要。

预防措施

- 黄韧带应从其椎板起点到止点处完全游离，可以对黄韧带浅层进行仔细探查和切除，但深层黄韧带建议保存到手术最后再切除。
- 分离黄韧带与硬脊膜时，提前探查并切断膜椎韧带，并在生理盐水水流下用神经剥离子或刮匙将两者完全分离。
- 在操作时必须有清晰的视野，避免盲目使用磨钻或咬骨钳——术中出血的控制和顺畅的生理盐水冲洗则是保证视野清晰的关键。

处理措施

- 如若术中发生硬脊膜撕裂，首先使用3 mm的磨钻对裂口的长度进行初步估计。
- 对<4 mm的硬膜裂口，降低水压，在保证出水通畅的情况下，可以继续手术，并将手术时间尽量控制在30~60分钟内结束。
- 术后采取绝对卧床休息和密切观察——在脊髓蛛网膜完整的情况下，小的硬膜撕裂不会导

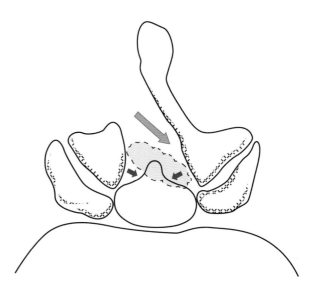

图6-1-2　在水压（红箭头）作用下，中线附近硬膜易发生褶皱，在硬膜外脂肪的上方进行对侧减压（蓝箭头）更安全

致脑脊液渗漏。

- 对于>12 mm的裂口则建议直接行硬脊膜修补。
- 由于内镜下空间较小，多数情况下，我们可以使用明胶海绵、纤维蛋白胶补片或脂肪瓣等材料覆盖裂口（图6-1-3）。
- 首选材料是纤维蛋白胶补片，其表面覆盖了人纤维蛋白原和凝血酶用于抗凝——这种涂层很容易黏附在硬脊膜上。
- 如果硬脊膜撕裂过大、神经根突出，则纤维蛋白胶补片也不容易固定在撕裂的硬膜上，建议直接行硬膜修补术。
- 对于较大的硬脊膜撕裂，可以镜下使用普通的持针器及缝合针进行缝合修复（图6-1-4），或使用特殊的推结器打结，缝合后覆盖明胶海绵或生物胶。
- 术后常规放置引流管，卧床观察1周。关注术后引流情况，预防感染，对症处理。

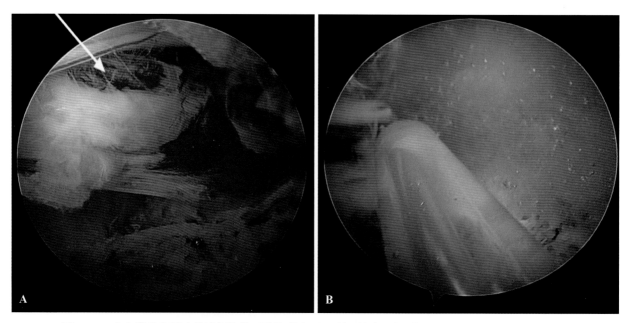

图 6-1-3　白色箭头位置为根袖部位的硬膜撕裂（A）。裂口较小，仅覆盖明胶海绵，放置引流管（B）

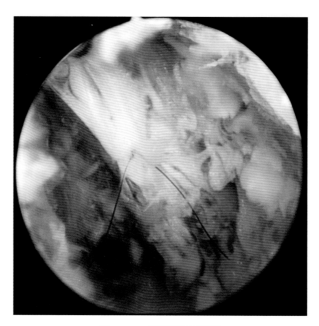

图 6-1-4　镜下缝合硬膜

◇ 参 ◇ 考 ◇ 文 ◇ 献 ◇

[1] 陈荣滋，陈培基，陈昆，等. 胸背部膜椎韧带的解剖观测及其临床意义 [J]. 大连医科大学学报，2019，41(05): 396-400.

[2] 史本超，李宏亮，丁自海，等. 腰骶部硬膜背部膜椎韧带的观测及其临床意义 [J]. 中国脊柱脊髓杂志，2011, 21(12): 1006-1010.

[3] Choi DJ, Kim JE. Efficacy of biportal endoscopic spine surgery for lumbar spinal stenosis[J]. Clin Orthop Surg, 2019, 11(1): 82-88.

[4] Hong YH, Kim SK, Suh DW, et al. Novel instruments for percutaneous biportal endoscopic spine surgery for full decompression and dural management: a comparative analysis[J]. Brain Sci, 2020, 10(8).

[5] Kim JE, Choi DJ, Park EJ. Risk factors and options of management for an incidental dural tear in biportal endoscopic spine surgery[J]. Asian Spine J, 2020,

14(6): 790-800.

[6] Lee HG, Kang MS, Kim SY, et al. Dural injury in unilateral biportal endoscopic spinal surgery[J]. Global Spine J, 2020: 2192568220941446.

[7] Menon SK, Onyia CU. A short review on a complication of lumbar spine surgery: CSF leak[J]. Clin Neurol Neurosurg, 2015, 139: 248-251.

[8] Müller SJ, Burkhardt BW, Oertel JM. Management of dural tears in endoscopic lumbar spinal surgery: a review of the literature[J]. World Neurosurg, 2018, 119: 494-499.

[9] Park HJ, Kim SK, Lee SC, et al. Dural tears in percutaneous biportal endoscopic spine surgery: anatomical location and management[J]. World Neurosurg, 2020, 136: e578-e585.

[10] Park MK, Park SA, Son SK, et al. Clinical and radiological outcomes of unilateral biportal endoscopic lumbar interbody fusion (ULIF) compared with conventional posterior lumbar interbody fusion (PLIF): 1-year follow-up[J]. Neurosurg Rev, 2019, 42(3): 753-761.

[11] Ruetten S, Komp M. Endoscopic lumbar decompression[J]. Neurosurg Clin N Am, 2020, 31(1): 25-32.

[12] Uchikado H, Nishimura Y, Hattori G, et al. Micro-anatomical structures of the lumbar intervertebral foramen for full-endoscopic spine surgery: review of the literatures[J]. J Spine Surg, 2020, 6(2): 405-414.

二、硬膜外血肿

术后硬膜外血肿（postoperative spinal epidural hematoma，PSEH）是 UBE 的常见并发症，发生率为 23.6%~24.7%。患者通常在术后 24 小时内表现出肢体运动障碍和膀胱功能障碍等症状。硬膜外血肿在术后 MRI 上发现概率较高，而出现症状的患者较少。若硬脊膜外血肿直径占椎管直径的 50% 以上，患者将出现肌无力、严重的放射痛和马尾综合征等症状。椎旁肌、骨膜纤维层和血肿表面密集的纤维组织可以形成硬膜外纤维化，并且血肿消散后常出现瘢痕组织过度增生，这些因素限制了硬膜扩张，即使术中减压充分可能也难以达到预期疗效。

危险因素

• 硬膜外血肿的危险因素包括女性、70 岁以上高龄、术前服用抗凝药物、多节段手术及高血压。

• 退行性腰椎管狭窄症的患者，因椎管狭窄长期压迫椎管内静脉丛，导致椎管内静脉丛血管壁较薄——减压后椎管压力下降，容易引起血管破裂出血，引起硬脊膜外血肿。

预防措施

• 性别、年龄是不可控制的客观因素，而抗凝药术前应常规停用。因此，除了避免多节段手术外，高血压患者的管理、灌注水压控制就成为了预防硬膜外血肿的关键。

• 高血压患者需要对围术期血压进行严格控制，术前应保证血压稳定在 140/90 mmHg 以下，术中控制收缩压在 100 mmHg 以下，复苏后血压升高不超过 50 mmHg——血压管理较差的高血压患者复苏后血压升高更明显，而血管内压力变化过大有可能导致隐性出血，导致硬膜外血肿。

• 较高的压力进行持续灌注会掩盖静脉出血，手术结束后切口内部仍有持续性渗血。建议使用悬吊的 3 L 生理盐水进行灌注，悬吊高度 70~100 cm。若要使用水泵，建议设置水泵的压力在 30~50 mmHg。

处理措施

• 术后早期应密切监测，如果怀疑术后硬膜外血肿发生，24 小时内应进行 MRI 检查。

- 约 43% 的症状性硬膜外血肿病例在术后第 4 天或之后才出现症状，因此术后 1 周的时间内都要密切关注是否有对应症状的出现。

- 大部分血肿通常不会引起症状，因此减压后的仔细止血和常规放置引流装置是预防术后血肿形成的常规措施。

- 如果血肿压迫超过椎管面积的 50%，并且合并神经症状时，需要翻修手术清理血肿。

◇ 参 ◇ 考 ◇ 文 ◇ 献 ◇

[1] Anno M, Yamazaki T, Hara N, et al. The incidence, clinical features, and a comparison between early and delayed onset of postoperative spinal epidural hematoma[J]. Spine (Phila Pa 1976), 2019, 44(6): 420-423.

[2] Fujiwara Y, Manabe H, Izumi B, et al. The impact of hypertension on the occurrence of postoperative spinal epidural hematoma following single level microscopic posterior lumbar decompression surgery in a single institute[J]. Eur Spine J, 2017, 26(10): 2606-2615.

[3] Kang T, Park SY, Lee SH, et al. Assessing changes in cervical epidural pressure during biportal endoscopic lumbar discectomy[J]. J Neurosurg Spine, 2020: 1-7.

[4] Kim JE, Choi DJ, Kim MC, et al. Risk factors of postoperative spinal epidural hematoma after biportal endoscopic spinal surgery[J]. World Neurosurg, 2019, 129: e324-e329.

[5] Kim JE, Choi DJ, Park EJ. Evaluation of postoperative spinal epidural hematoma after biportal endoscopic spine surgery for single-level lumbar spinal stenosis: clinical and magnetic resonance imaging study[J]. World Neurosurg, 2019, 126: e786-e792.

[6] Kim JE, Yoo HS, Choi DJ, et al. Effectiveness of gelatin-thrombin matrix sealants (floseal®)on postoperative spinal epidural hematoma during single-level lumbar decompression using biportal endoscopic spine surgery: clinical and magnetic resonance image study[J]. Biomed Res Int, 2020, 2020: 4801641.

[7] Kim W, Kim SK, Kang SS, et al. Pooled analysis of unsuccessful percutaneous biportal endoscopic surgery outcomes from a multi-institutional retrospective cohort of 797 cases[J]. Acta Neurochir (Wien), 2020, 162(2): 279-287.

[8] Liu JM, Deng HL, Zhou Y, et al. Incidence and risk factors for symptomatic spinal epidural haematoma following lumbar spinal surgery[J]. Int Orthop, 2017, 41(11): 2297-2302.

[9] Wu J, Fang Y, Jin W. Seizures after percutaneous endoscopic lumbar discectomy: a case report[J]. Medicine (Baltimore), 2020, 99(47): e22470.

三、神经损伤

Choi 等定义术后肌力下降或感觉减退为神经根损伤，发生概率为 1.0% ~ 6.7%。神经根损伤主要包括一过性感觉异常及永久的运动或感觉功能损伤。一过性感觉异常多表现为神经支配区的感觉迟钝或痛觉过敏，称为"日光烧灼综合征"，发生率约为 5% ~ 15%，症状一般为暂时性，经过卧床休息、营养神经、NSAID 类药物等保守治疗大多可恢复。

危险因素

- 神经根损伤确切原因尚不完全清楚，不少学者认为术中不规范的操作和射频的热损伤是神经根损伤的主要原因。

预防措施

- 建议不要在椎管内使用关节镜的90°射频消融刀头，会对神经结构造成更大的热损伤。

- 无论采用何种射频消融电极，在神经结构周围进行止血时，都应该降低功率，避免损伤神经结构。

- 不可长时间、持续性地使用射频消融，避免低温导致蛋白质变性引起神经损伤。此外，术中使用椎板咬骨钳或髓核钳时应动作轻柔，仔细辨认神经结构，避免机械损伤。

- 术前需在 X 线片、CT、MRI 影像中充分评估，选择合适术式，术中保持术野清晰，正确辨识神经结构。

处理措施

- 手术减压完毕后必要时可注射 7 mg 倍他米松注射液，术后予以神经营养药，指导患者积极行功能锻炼，这对预防和减轻手术后神经刺激症状的发生可能具有积极的临床意义。

- 但也有报道，该种神经功能障碍与完全神经损伤不同，没有额外的治疗措施，多数患者在数周或数月后也可恢复。

◇ 参 ◇ 考 ◇ 文 ◇ 献 ◇

[1] Ahn Y. Transforaminal percutaneous endoscopic lumbar discectomy: technical tips to prevent complications[J]. Expert Rev Med Devices, 2012, 9(4): 361-366.

[2] Cho JY, Lee SH, Lee HY. Prevention of development of postoperative dysesthesia in transforaminal percutaneous endoscopic lumbar discectomy for intracanalicular lumbar disc herniation: floating retraction technique[J]. Minim Invasive Neurosurg, 2011, 54(5-6): 214-218.

[3] Choi I, Ahn JO, So WS, et al. Exiting root injury in transforaminal endoscopic discectomy: preoperative image considerations for safety[J]. Eur Spine J, 2013, 22(11): 2481-2487.

[4] Wang H, Zhou Y, Li C, et al. Risk factors for failure of single-level percutaneous endoscopic lumbar discectomy[J]. J Neurosurg Spine, 2015, 23(3): 320-325.

四、其他并发症

感　染

- UBE 与关节镜、单孔椎间孔镜手术类似，整个过程是在不间断的生理盐水灌注过程中进行的，所以感染概率较低。

- 感染发生的主要原因可能是手术时间过长或 U 形引流槽（图 6-4-1）设计不当导致护皮被生理盐水浸泡。因此，UBE 术中需要保证出水顺畅，避免积水。

- 减压完成后，在灌注盐水中加入可局部外用的抗生素进一步预防感染的发生。手术时间较长的病例术后可以适当延长抗生素使用时间。

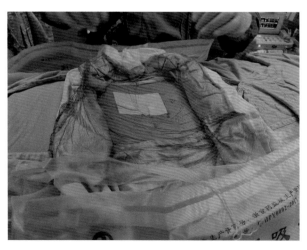

图 6-4-1　U 形引流槽

cage 下沉或移位

- 在重力作用下，站立位时 cage（融合器）会轻微下沉，贴合椎体终板的接触界面。但 cage 过度沉降，可能压迫神经根引起下肢放射痛或麻木。

- cage 的固定主要依靠相邻椎体间的压缩，术前腰椎不稳则可能导致 cage 发生移位（图 6-4-2）。

- 终板损伤与 cage 下沉和移位关系密切，因此避免过度刮除椎体终板，仅刮除软骨终板，保留骨性终板。

- 术中通过试模选择尺寸合适的 cage，且术后避免过早下床活动。

颅压升高

- UBE 术中操作空间内静水压过高会使颅内压升高，随着术中颅内压的升高，脑的自我调节机制将使血压升高，以维持正常的脑灌注压——这将导致出血更严重，而促使术者提高水压，形成恶性循环。

- 颅内压的升高可能导致术后头痛，甚至诱发癫痫；还有可能引起视网膜出血，表现为术后失明。

- 术中保持顺畅出水可以避免颅内压升高，

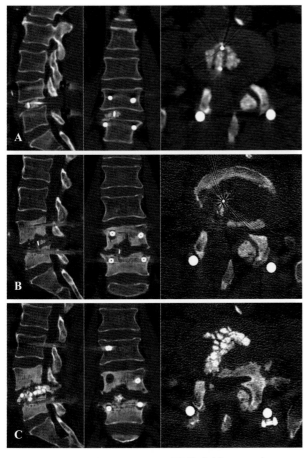

图 6-4-2　cage 后退的病例

A. 术后椎体 CT 可见 cage 位置良好，椎体无滑移；B. 术后 5 个月，cage 后退，螺钉松动，且椎间隙感染，伴有骨质破坏；C. 行翻修手术，人工骨填充

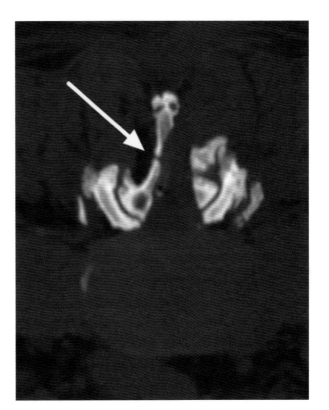

图 6-4-3　棘突基底部骨折

充分切开筋膜（十字形）或使用 UBE 拉钩、半套管辅助可以建立顺畅的出水通道。

• 术后若出现颈部疼痛、头痛、视力模糊或嗜睡应当引起重视——这可能是癫痫发作的前驱症状。

棘突骨折

• UBE-ULBD 时，棘突基底部是到达对侧的"门槛"。如果棘突基底部骨质处理过多的话，很容易引起棘突基底部的骨折（图 6-4-3）。主要表现在术后的腰痛症状。

• 镜下仔细识别棘突基底部的界限是预防此类并发症的关键。在对棘突与椎板交界部位进行磨削时，显露出同侧黄韧带与对侧黄韧带的分界后，即可明确位于其上方的棘突位置，此时不能再向对侧进行磨削处理，可仅限于其下方的骨质的有限磨除。

肌肉及软组织损伤

• 肌肉及软组织损伤往往发生于 UBE 技术开展的早期，术者对 UBE 基础理论及技术了解不够或对顺畅出水控制不好（图 6-4-4）。

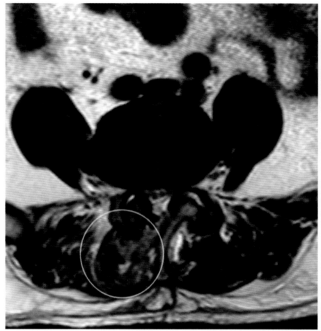
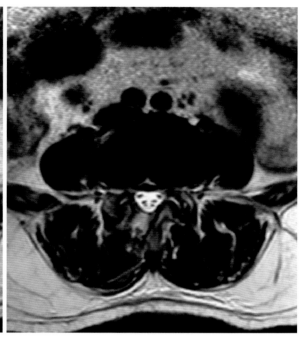

图 6-4-4 两个病例术后复查 MRI 提示左侧病例肌肉软组织水肿明显

• UBE 技术经多裂肌三角创建工作空间，需要剥离多裂肌止点。椎旁肌中，多裂肌是最容易受到损伤的，因为它们只由脊神经背内侧支支配，且相互之间缺乏交通支。多裂肌的损伤和萎缩与术后腰背痛、功能障碍等并发症密切相关。

• 预防措施是：初始空间建立时不可直接穿过多裂肌，要沿椎板剥离多裂肌止点后在多裂肌三角中建立空间，并且建立顺畅的出水；使用射频消融电极时要间断性使用，而不能在某一局部长时间连续使用，从而避免软组织的热灼伤。

再狭窄

• 再狭窄的常见原因是椎间隙的塌陷问题，椎间隙高度的丢失引起上位椎体椎板的下移，从而导致中央椎管再次狭窄。上关节突的上移可导致神经根孔出口根的卡压。

• 对于初次行椎管狭窄 UBE 椎管减压的病例，如果椎间盘突出不明显，应该尽量避免破坏椎间盘及相应的椎间隙。

• 用磨钻处理上位椎体椎板的下表面进行椎板下成形直至足够的宽度可以在一定程度上预防因椎间隙塌陷导致的再狭窄问题（图 6-4-5）。

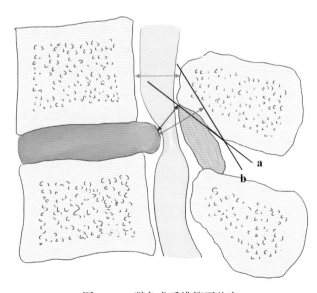

图 6-4-5 避免术后椎管再狭窄

a 线为黄韧带切除后切线，b 线为上位椎板椎板下成形线；减压术后椎间盘到 a 线的距离（红双箭头）或到 b 线的距离（蓝双箭头）应该与正常的椎管径线（绿双箭头）相等

会阴神经痛及尿潴留

- 患者在 UBE 术后有发生会阴部疼痛、麻木及感觉障碍等，一般认为与术中对马尾神经的刺激相关，严重者可向臀部和腹部放散，类似于马尾神经受到刺激的症状。

- 椎管狭窄或者巨大椎间盘突出患者发生会阴神经痛及尿潴留的概率更高，原因可能为术者操作过程中突出的巨大间盘使本来并不大的椎管内空间变得更为狭小。

- 手术刚开始时硬膜囊受到的压迫进一步加剧，其中的马尾神经受到了明显的刺激，术后产生了类似马尾神经综合征的表现。

- 在 UBE 手术过程中从硬膜囊侧方对中央型间盘突出减压，需要在硬膜囊外侧用神经拉钩将硬膜囊向对侧进行牵拉，这一过程难免对硬膜囊压迫加重，其中的马尾神经发生形变和牵拉。

- 对于中央型间盘突出或狭窄的患者，在进入椎管前，可以对小关节突内侧缘充分减压，这样可以从外侧增加工作管道的操作空间，减少对硬膜囊的挤压程度，减少术后相关类马尾综合征的发生。

◇ 参 ◇ 考 ◇ 文 ◇ 献 ◇

[1] 徐寅烨, 董庆鹏, 占恭豪. 椎间孔镜下应用动力刨削系统治疗突出物骨化性腰椎间盘突出症 1 例 [J]. 中国疼痛医学杂志, 2015, 21 (10): 799-800.

[2] Ali Güven Yrükolu, Gker B, Tahta A, et al. Fully endoscopic interlaminar and transforaminal lumbar discectomy: analysis of 47 complications encountered in a series of 835 patients[J]. Neurocirugia (Astur), 2017, 28 (5): 235-241.

[3] Choi KC, Lee JH, Kim JS, et al. Unsuccessful percutaneous endoscopic lumbar discectomy: a single-center experience of 10,228 cases[J]. Neurosurg, 2015, 76 (4): 372-381.

[4] Wen B, Zhang X, Zhang L, et al. Percutaneous endoscopic transforaminal lumbar spinal canal decompression for lumbar spinal stenosis[J]. Medicine (Baltimore), 2016, 95 (50): e5186.